Seelenbuch Verlag

Danksagung

Mein Dank gehört Dir!

Bettina Gronow

Leih mir deine Augen, ich leih dir mein Herz

Von einer Essstörung zu einem genialen Leben!

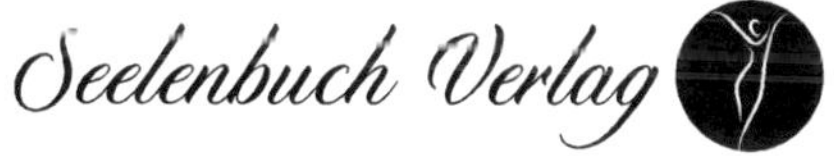

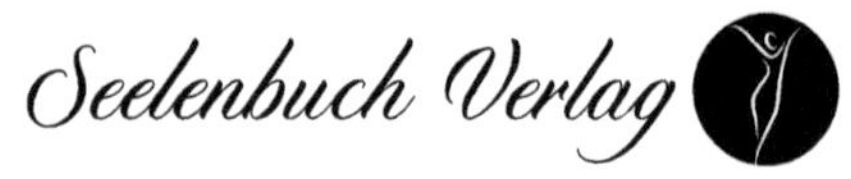

Herausgeberin	Bettina Gronow
Autorin	Bettina Gronow
Covergestaltung	Nathalie Geiger
Coverbild	Canva.com
Buchsatz	Laura Newman
Autorenfoto	Detlef Postler
Korrektorat	KorrA – Kerstin Thieme
Druck	Libri Plureos GmbH

2. Auflage

ISBN: 978-3-910337-84-8

Druck: Libri Plureos GmbH, Friedensallee 273,
22763 Hamburg

All m einem Wirken und Sein gebe ich die
Zutaten der Liebe,
der S chönheit,
der Vollkommenheit und
der Vollendung h inzu.

BoD kümmert sich nach bestem Wissen und Gewissen darum, dass dieses Buch zu dir gelangt. Viele pflichtbewusste Aufgaben liegen in den Händen von BoD. Besten Dank dafür!

Natürlich befindet sich dieses Buch auch in der Deutschen Bibliothek und wird dort für die Nachwelt aufbewahrt. Hier wirst du fündig: https://www.dnb.de

Inhalt

Vorwort

Es liegt alles in deiner Hand.

Dein Leben, dein Körper, deine Freude und auch das Glück, alles liegt in deiner Hand. Ich weiß nicht, wie du zu diesem Buch gekommen bist, oder besser gesagt, wie dich dieses Buch gefunden hat, doch die folgenden Zeilen möchten dir von Herzen danken, denn nun haben sie die Möglichkeit, dein Herz und somit dein Leben zu bewegen.
Ja sogar komplett zu verändern, wenn du dies möchtest. Alle Worte in diesem Buch sind schon sehr gespannt, wie sie auf dich wirken und wie du mit ihnen umgehen wirst. Daher lass uns hier nicht unnötig Zeit verlieren und gleich ins Thema eintauchen.
Das Thema Essstörung oder gestörtes Essverhalten, um welches es hier geht, ist ja schon einmal rein als Wort ein Unding. Denn mal ganz ehrlich, würdest du zu dir selbst sagen, dass du gestört bist?
Nein, sicher nicht. Vielleicht vom geplanten Weg abgekommen, etwas auf Irrwegen unterwegs und vielleicht auch hier und dort wirklich nicht das, was man so unter normal versteht, doch wer ist das schon? Ich möchte dir im Vorfeld schon einmal deine Schulter entlasten und dir sagen, wie

auch immer du dein Essverhalten bezeichnest, wie auch immer du dich gerade fühlst, es ist deine aktuelle Situation und du kannst sie ändern. Es mag sein, das hängt davon ab, wie es dir im Augenblick geht, dass du denkst, wie bloß soll ich das loswerden? Wie nur kann das alles ein Ende nehmen? Doch ich versichere dir, es geht!
Ich und andere Menschen sind der Beweis dafür. Auch du kannst ein „normales" Leben führen oder sagen wir es mal so: Du kannst deinen Alltag ganz entspannt passieren lassen, ohne diesen Ballast in deinen Gedanken und in deinem Leben. Du kannst ein leichtes Leben führen und du kannst dich in deiner Haut wohlfühlen.
Wie das geht? Das zeige ich dir auf den kommenden Seiten. Schau dir einfach Kapitel für Kapitel an. Wenn du magst, kannst du auch in den Kapiteln hin und her springen, denn die Themen sind in sich abgeschlossen. Also los.
Ich freue mich schon, dich am Ende des Buches in Empfang zu nehmen und mit dir zu feiern. Und dir zu gratulieren zu dem wunderbaren Weg, den du gegangen bist. Natürlich auch dich dafür anzuerkennen, welche wunderbare Veränderung du durchlebt hast. Du glaubst, das geht nicht? Dann warte einmal ab, bis du auf der letzten Seite angekommen bist. Bis später.

Wichtig, ich verzichte mit Absicht, auf die unterschiedlichen Typen von Essstörungen einzugehen. Zugleich bin ich mir jedoch bewusst, dass Magersucht eine spezielle Form ist, die ich hier im Buch nicht immer in vollem Umfang mit einbeziehen kann. Da die Kapitel immer wieder das Herz, den Ursprung allen Lebens, ansprechen, ist dieses Buch jedoch auch für Magersüchtige geeignet und natürlich für alle Menschen, die ein Verhalten an den Tag legen, welches unter das große Thema Essstörung fällt.

Tag A

Genial, der **A**nfang ist getan

Ja, so ist es!
Der Anfang ist getan und das schwierigste Stück liegt schon hinter dir. Glaubst du mir nicht? Oder fragst du dich, wie ich darauf komme?
Ganz einfach, du hältst dieses Buch in deinen Händen. Du bist sehr mutig gewesen, weil du angefangen hast, in diesem Buch zu lesen.
Du bist schon so weit, dass du erkannt hast, dass es in deinem Leben noch einen anderen Zustand geben muss als den Zustand, in dem du dich gerade befindest. Dein Körper und dein Verstand haben dir die richtigen Signale zur richtigen Zeit gesendet und du hast sie umgesetzt.
Du bist aktiv geworden und du liest diese Zeilen. Vielleicht denkst du dir, na ja, das kann ja jeder. War halt Zufall oder dergleichen. Doch ich sage dir, nein, das war es nicht. Es gibt keine Zufälle, uns fällt nur etwas zu im Leben und das Buch ist dir zugefallen. Du hast es in dein Leben kommen lassen und dafür ist dir dein Körper schon einmal sehr dankbar.
Ein zweiter, ganz wichtiger Punkt, der dir immer wieder hier im Buch begegnen wird, ist der Punkt: Anerkennung. Erkenne dich bitte für jeden einzelnen Schritt, den du in den kommenden Tagen oder Wochen gehst, an! Und zwar so richtig. Feier und lobe dich! Nimm dich und dein tolles Wesen so oft du kannst an und du wirst all das, was aktuell noch Schwere in dein Leben bringt, hinter dir lassen. Vor allem wird es dir leichter fallen, umso mehr du dich anerkennst und dich wertschätzt.
Ich möchte hier gerne noch einmal eine extra Schleife drehen und ich bitte dich, dir ein paar Minuten Zeit zu nehmen, Zeit für dich.

Stell dir bitte folgende Fragen:

Du kannst sie hier oder auf einem extra Blatt beantworten, du kannst sie aber auch erst einmal auf dich wirken lassen. Die Antworten sind in dir und dein Körper kennt sie. Wenn du so weit bist, schreib zu jeder Frage, so viel du möchtest. Es dürfen auch ruhig ein paar Seiten werden. Warum? Weil du dir schon hier alles von der Seele schreiben darfst. Es wird dir guttun, wenn es einmal raus ist, einmal auf einem Blatt Papier steht. Doch wähle selbst. Dazu lade ich dich auch immer wieder ein. All meine Ideen, Übungen oder Aufgaben sind Anregungen. Inwieweit du diese umsetzen möchtest, das entscheidest du selbst. Doch, das verspreche ich dir, umso mehr du davon umsetzen wirst, umso mehr wird sich dein Leben zum Positiven verändern und umso näher wirst du deinem Ziel kommen. Ja, du wirst es erreichen, das geht gar nicht anders. Worauf wartest du also noch? Greif nach Papier und einem Stift und leg los. Wenn du gerne zeichnest, dann kannst du auch unter dein Geschriebenes etwas malen. Etwas, was z. B. deine Stimmung ausdrückt, etwas, was deine Antwort untermauert oder etwas, was du mit der Frage in Verbindung bringst. Werde hier kreativ, tob dich aus und alles, was dir noch dazu einfällt, mach es! Sei grenzenlos und fang an!

Wie lange drehen sich deine Gedanken schon um das Thema Essen, Gewicht, Figur und Abnehmen?

....

....

Wie sehr beeinträchtigen dich diese Gedanken in deinem Leben?

....

....

....

Wie sehr bist du bereit, heute, hier und jetzt etwas zu verändern?

....

....

....

Wie sehr liebst du dich, deinen Körper und dein Leben?

....

....

....

Was ist dein größter Wunsch, dein größter Traum?

....

....

....

Tag B

Beweise dir, dass es geht

Ready für den zweiten Tag? Ja! Sehr gut. Bis dato hast du dir bewiesen, dass du, je nach Störung, noch nicht davon losgekommen bist. Soll heißen, wenn du zu den Bulimie-Erkrankten gehörst, dann hast du bis heute immer noch die Herausforderung, dass du dich über dem WC oder dergleichen wiederfindest. Wenn du magersüchtig bist, dann hast du auch heute noch die Herausforderung, dass du mehr oder weniger nichts isst und sich x (tausend) Gedanken pro Tag rund um das Thema Essen, deinen Körper und dein Gewicht drehen. Wenn du an Binge-Eating Disorder leidest, dann weißt du sehr gut, dass du einfach nicht aufhören kannst zu essen. Unterm Strich und zusammenfassend gesagt, du hast dir bewiesen, dass du noch mit deiner Störung verbunden und somit nicht frei von ihr bist. Und nun komme ich und sage dir ganz klar und sehr frech ins Gesicht – beweise dir genau das Gegenteil. Ist das provokativ, ja klar. Du bist der einzige Mensch, der etwas ändern kann! Du allein musst dir im Spiegel in die Augen schauen und dir sagen, ab heute gehe ich einen neuen Weg. Ich werde mir beweisen, dass ich es kann. Du musst dir sagen: „Egal wie der Weg aussehen mag, egal wie steinig er manchmal ist, ich werde ihn gehen, komme was wolle." Warum – weil ich es mir wert bin!

Atme bitte einmal tief durch und dann lass diese letzten Zeilen auf dich wirken.

Es ist eine harte Herangehensweise und sie verlangt viel von dir ab, dessen bin ich mir bewusst, doch wenn du diese Entscheidung nicht triffst, dann wird das alles hier wohl nichts werden. Wenn du sie aber triffst, wenn du dir versprichst, dass du es dir beweist, dass du für dich und dein Leben gehst, dann wird es einen Weg geben, den du gehen kannst.

Glaubst du an etwas? Glaubst du an Gott oder an das Universum? Wenn ja, dann wird dir Gott oder das Universum, die Energie, die uns alle verbindet und vereint, dabei helfen und dich unterstützen, wo immer es möglich ist. Du magst es vielleicht jetzt noch nicht so sehen, doch warte ab, wenn du den Weg noch ein paar Tage, Wochen, Monate und Jahre gegangen bist, dann wirst du zurückblicken und stolz auf dich sein.

An dieser Stelle musst du noch nicht viel machen, das Einzige, um was ich dich bitte, ist eine Verpflichtung dir gegenüber zu notieren – hier und jetzt.

Hiermit verpflichte ich mich, mir in den kommenden 90 Tagen jeden Tag aufs Neue zu beweisen, dass ich all das loslassen und hinter mir lassen kann. Ich verpflichte mich, jeden Tag mein Bestes zu geben, damit ich frei und glücklich lebe, frei von der Störung und glücklich in meinem Körper bin.

Datum und Unterschrift:

....

Wenn du dies hier unterschreibst, dann unterschreibst du für dein Leben, und zwar für die nächsten 90 Tage. Dann heißt das, du bist zu 100 % verbindlich dir gegenüber und du hältst dein Wort!

Das ist sehr wichtig, betrüge dich hier nicht selbst, sondern gehe in dich und unterschreibe diese Verpflichtung ganz bewusst. Du kannst sie auch kopieren oder gleich auf ein extra Blatt notieren, dort unterschreiben und es dir an einen Ort legen oder kleben, wo du sie die nächsten 90 Tage lang siehst. Warum? Damit du sie immer und immer wieder vor Augen hast und siehst, um was es hier geht. Es geht um dich und um dein Leben und wie es bald aussehen wird.

Wenn du damit fertig bist, möchte ich dich noch zu einer weiteren Übung einladen, ebenfalls mindestens für die nächsten 90 Tage. Die Übung heißt: Dankbarkeitsübung und ich bin stolz auf mich.

Wenn du dich schon auf den Weg der Persönlichkeitsentwicklung gemacht hast, dann kennst du diese Übung und ihre Kraft.
Ich möchte sie hier etwas abwandeln und deinen Fokus auf deinen Körper und dein Leben richten.

Beginne den Satz mit:
Ich bin sehr dankbar und glücklich, dass ....

und dann notiere bitte mindestens 3 Punkte, die deinen Körper betreffen, 3 positive Dinge wohlgemerkt.

1. Punkt – dein Körper
2. Punkt – dein Körper
3. Punkt – dein Körper

Notiere einen weiteren Punkt aus deinem Leben, wofür du dankbar bist, und zwar heute und im letzten Punkt notiere etwas, wofür du in Bezug auf deine Familie, Partner, Kinder, Freunde und/oder Menschen aus deinem Umfeld dankbar bist.

4. Punkt – dein Leben
5. Punkt – deine Beziehung/en

Wenn du zuvor andere Grundformen von dankbar und glücklich verwendet hast, dann bleibe ruhig bei denen, denn sie sind bei dir schon verankert. Es gibt z. B. auch die

Reihenfolge, ich bin so froh und dankbar. Ich möchte hier aber aus einem ganz bestimmten Grund den Fokus auf glücklich legen, denn für mich bedeutet glücklich zu sein noch mehr, als nur froh zu sein. Daher habe ich das Wort glücklich gewählt.

Hier nenne ich dir ein ausgeschriebenes Beispiel, damit du eine grobe Orientierung hast.

Ich bin sehr dankbar und glücklich, dass ich einen gesunden Körper habe.

Ich bin sehr dankbar und glücklich, dass mein Körper mich jeden Tag unterstützt und mich dorthin bringt, wo ich hinmöchte.

Ich bin sehr dankbar und glücklich, dass ich mich entschieden habe, mir selbst jeden Tag zu beweisen, dass es geht. Dass ich alles erreiche, was ich mir vornehme.

Ich bin sehr dankbar und glücklich, dass ich eine schöne und liebevolle Beziehung zu meinen Mitmenschen habe und pflege.

Abschließend notiere mindestens 3 Dinge, auf die du heute stolz bist! Das ist sehr wichtig, denn es zeigt dir, dass du dich wertschätzt. Du wirst sehen, allein dadurch fühlst du dich schon sehr viel besser.

6. Punkt – ich bin stolz
7. Punkt – ich bin stolz
8. Punkt – ich bin stolz

Wenn dir einmal nichts einfallen sollte, dann schreibe:

„Ich bin dankbar, glücklich und stolz auf mich und mein Leben."

Wichtig ist hier noch, die Sätze müssen in der Gegenwartsform und so geschrieben sein, als wenn alles schon komplett eingetroffen ist. Manchmal dürfen wir in diesen Sätzen auf der Zeitlinie etwas nach vorne gehen und so tun als ob, damit es Wirklichkeit wird.

....

....

....

....

....

....

....

....

....

....

Tag C

Ordnung im **C**haos

Deine Gedanken kreisen immer wieder um das Thema Essen. Wenn deine Gedanken von diesem Chaos infiziert sind, kann man sehr wohl von einer Erkrankung sprechen. Egal in welche Richtung es geht. Wie viel isst du? Was bereitest du wie zu? Was isst du dagegen nicht? Wie viel Gewicht bringst du auf die Waage und wie viel die anderen und so weiter und so weiter. Du kennst diese oder ähnliche Gedanken, richtig? Und du stimmst mir zu, dass es ein reines Chaos ist. Ein Chaos, welches du, wenn du ehrlich bist, nicht unter Kontrolle hast. Es legt los und dann kreist es über deinem Kopf wie eine dunkle Wolke. Was tun? Was kannst du machen, damit das Ganze aufhört?

Ich bin für eine radikale Lösung bzw. einen radikalen Ansatz. Alles andere ist Wischiwaschi, nichts Halbes und nichts Ganzes. Zuerst einmal kommt der Rat, den ich von einer Therapeutin erhalten habe. Dieser lautete: Lass es einfach!

Genau! Lass es einfach! Denke an etwas anderes. Sag **STOPP**, und zwar ganz laut. Wenn du möchtest, dass deine Gedanken in eine andere Richtung gehen sollen, dann musst du es ihnen ganz laut und deutlich kommunizieren. Und zwar immer und immer wieder. Du musst deine Muster durchbrechen. Sonst bleibst du in der Endlosschleife hängen. Und das ist etwas, das kann kein Mensch, kein Coach, kein Therapeut für dich übernehmen. Er kann es dir nur sagen, aber tun musst du es selbst.

Also sagen wir es gemeinsam, ach was, schreien wir es gemeinsam heraus:

STOPP!

Halt! Nicht mehr mit mir!

Ich liebe mein Leben und ich möchte ein geiles Leben führen!

Und immer und immer wieder Stopp sagen, die Stopp-Taste drücken, um so meine Gedankenmuster zu durchbrechen.

Und gleich noch einmal!

STOPP! STOPP! STOPP! Hier und jetzt!

Eine **zweite** verstärkende Aktion ist, wenn du beim Stoppsagen bewusst einen Schritt nach hinten, nach vorne oder zur Seite gehst. Warum? Du trittst so aus deinem Chaos aus. Du verlässt nicht nur durch das Wort Stopp dein bekanntes Verhaltens- und Gedankenmuster, sondern du verlässt auch deinen Standpunkt, der dich nicht weiterbringt. Aus deiner neuen Perspektive kannst du die Situation neu betrachten. Du bekommst Zeit, um dich zu beobachten und ganz wichtig, um dich neu zu entscheiden, andere Gedanken und andere Handlungen in dein Leben zu lassen.

Eine **dritte** Aktion, die ich auch sehr schön finde, ist, zu deinen Gedanken zu sagen: bitte weiter. Der Nächste, bitte. Ich finde sie in Kombination mit dem Stoppsagen sehr gut. Durch das reine Stoppsagen bleibt der Gedanke quasi vor dir stehen und durch die Kombination mit „der Nächste, bitte" gibst du deinem Verstand die Aufforderung, einen nächsten Gedanken zu senden. Wenn der nicht zielführend ist, dann sagst du gleich darauf wieder „der Nächste, bitte", so lange bis Gedanken kommen, die dir dienlich sind und die dich auf deinem neuen Weg unterstützen.

Hier noch einmal zusammenfassend:

1. „Stopp" sagen
2. einen Schritt gehen
3. „der Nächste, bitte" sagen

Ein abschließender Punkt, der ebenso zum Thema Chaos im Kopf passt, ist der Bereich, zur Ruhe kommen. Chaos steht oft gleichbedeutend für Hektik und Stress. Nicht selten kommt es besonders in stressigen Situationen oder an hektischen Tagen irgendwann zu einem unerwünschten Essverhalten. Denn was ist passiert? Du bist ganz weit entfernt von deiner, wie ich es nenne, inneren Mitte. Du bist vollkommen im Außen, lässt dich leiten von all den Reizen aus deiner Umwelt und bist überhaupt nicht bei dir und deinem Körper. Daher ist es sehr wichtig, dass du deine innere Ruhe findest und bei dir selbst ankommst. Nur so wird in dem Chaos eine Ordnung entstehen. Nur so bist du selbst die Einladung für einen neuen Weg.

Wie sagt schon das alte Sprichwort:

„Wenn du es eilig hast, dann gehe langsam."

Ich wandle es noch etwas ab: Wenn du etwas erreichen willst, etwas verändern möchtest in deinem Leben, dann gehe langsam, jedoch sehr beständig deinen neuen Weg.

Was lässt dich zur Ruhe kommen?

....

....

....

....

....

....

Dann tu dies noch heute und
wann immer du kannst!

Tag D

Halte **d**urch!

Kommen wir gleich zum nächsten Tag und zum nächsten Thema: Halte durch!
Einiges habe ich dir schon auf den ersten Seiten mit auf den Weg gegeben. Und schon jetzt folgt eines der wichtigsten Kapitel, denn ohne deine Durchhaltekraft wird das nicht wirklich was werden.

Stell dir vor, du bist wieder ein Baby und wie damals musst du auch heute immer und immer wieder aufstehen und von ganz allein versuchen zu laufen. Es wird helfende Hände links und rechts geben, doch am Ende bist du es, der durchhalten und so lange dranbleiben muss, bis es geht. Bis dein neues Leben von allein läuft.
In allen von uns, egal wie alt wir sind, steckt noch dieser uralte Instinkt. Es ist wie damals, als wir unbedingt laufen lernen wollten. Daher versetz dich und deine Gedanken ruhig wieder in diesen Zustand und erfreu dich an der Leichtigkeit und an dem naiven Denken, das du damals gehabt hast. Kein Baby auf der Welt, so behaupte ich mal, denkt sich, wenn es nicht gleich beim ersten Mal klappt, dann höre ich auf.
Warum machen wir das also? Zumal es nicht beim ersten Mal funktionieren wird. Oder eher selten. Es muss auch gar nicht beim ersten Mal funktionieren.
Es ist nur wichtig, dass es funktioniert. So lange, bis es zu 100 % funktioniert, so lange bleibst du einfach am Ball und hältst durch. Ganz einfach! Habe ich dein Wort? Gibst du dir hier und jetzt noch einmal dein Wort? Super!

Sieh das Ganze wie ein Spiel. Denn nichts weiter ist es. Deine Gedanken und dein Verhalten sind aus der entspannten

und perfekten Lebensbahn heraus-geflogen und nun ist es an der Zeit, dein Verhalten, mitsamt deinem Leben, wieder in die Bahnen zu lenken. In die Bahnen, in denen du es haben möchtest.
Diesen eingerenkten Zustand kannst du mit ganz vielen Falten im Gesicht, mit ganz viel Anstrengung und Ernst erreichen oder du kannst dir daraus einen Spaß machen. Allem mit Freude begegnen und dir als Mitspieler noch die Leichtigkeit einladen. Auch hier ist es wieder nur eine Entscheidung, die du fällen darfst. So oder so, dein Leben wird weitergehen, doch du entscheidest wie!

Beim Durchhalten kann dir eine Frage bzw. eher deine Antwort darauf weiterhelfen.

Stell dir bitte diese Frage!
Wozu machst du das alles?
Was ist dein innerer Motor, der dich jeden Tag von Neuem antreibt und dich durchhalten lässt?

Was ist dein „Wozu"?

....

....

....

....

....

Ist es, weil du es dir selbst beweisen möchtest?

- Oder weil du mehr vom Leben erwartest als diesen aktuellen Zustand?
- Oder weil du wieder in Leichtigkeit ein tolles Leben führen möchtest?
- Oder weil du nicht mehr Gefangener in deinem eigenen Körper sein möchtest?
- Oder weil du liebevoll mit deinem Körper umgehen magst?
- Oder weil du wieder ganz du sein möchtest, in deiner Familie, in deiner Partnerschaft?

Tag E

Eigenliebe, ohne die geht es nicht!

Herzlich willkommen in diesem wunderbaren Kapitel. Es ist wohl das wichtigste Kapitel in diesem Buch. Es ist das, worauf es immer wieder ankommt. Den ganzen Tag über und vor allem dann, wenn deine Gedanken dich in die falsche Richtung leiten wollen. Die Liebe zu dir selbst ist die wichtigste. Wenn du dich selbst nicht liebst oder dich nicht lieben kannst, dann wird es schwer werden, liebevoll mit deinem Körper umzugehen.

Warum solltest du liebevoll mit deinem Körper umgehen? Weil er du bist und du er! Alles, was du deinem Körper antust, auch wenn du die Auswirkungen nicht gleich sehen kannst, tust du dir, deiner Seele, deinem Sein und deiner Liebe zu dir an.

Es ist schon erstaunlich, viele getane Dinge würden wir nie einer Person, die wir lieben, antun. Doch bei uns sind wir da hart wie Stahl. Gedanken wie, das muss gehen, ich habe die Macht, die Kontrolle und ich mache es so, wie ich es will, sind da keine Seltenheit. Ja, wir streicheln andere, doch wenn wir uns selbst in den Arm nehmen und uns streicheln, uns einen Kuss auf den Arm geben, und das noch in der Öffentlichkeit, dann können wir darauf warten, wie die Blicke der anderen uns treffen. Ist das nicht eine verdrehte Welt, in der wir leben? Daher dreh sie für dich um und tu alles, was du tun kannst, um deinem Körper etwas Gutes zu tun. Lass dich regelmäßig verwöhnen. Lausche, was dein Körper dir sagt und handle dann.

Dabei ist es wichtig (wie an Tag C: Ordnung im Chaos beschrieben), dich von den Gedanken, die dir nicht nützlich sind, zu trennen. Die Gedanken, die von deinem Herzen kommen, von deiner Seele, denen darfst du Platz geben, so viel sie möchten. Wenn du dir nicht sicher bist, dann frage einfach deinen Körper, was er braucht, was du für ihn tun kannst. Das geht natürlich viel besser, wenn du innerlich zur Ruhe gekommen bist. Dann wirst du merken, wie du und dein Körper sich immer mehr vereinen, ja so richtig schön verschmelzen. Eine weitere Möglichkeit, um herauszufinden, was dein Körper wirklich will, ist es zu fühlen. Frag dich, ob es leicht ist, ob es sich leicht anfühlt und was du tun sollst. Wenn die Leichtigkeit mit im Spiel ist, dann ist die Freude nicht weit. Das was du dann tust, macht dir Spaß und dann beseelt es dich und deinen Körper. Ob es leicht ist, merkst du auch ganz einfach daran, ob sich deine Mundwinkel nach oben oder nach unten ziehen. Ob du strahlst oder nicht, ob du bei dem Gedanken groß wirst oder klein.

Nimm dir einfach immer wieder über den Tag verteilt ein paar Minuten Zeit. Zum Beispiel, wann immer du etwas trinkst oder einer anderen Tätigkeit nachgehst, die du regelmäßig machst, und dann konditioniere dich darauf, dass du dich deinem inneren Wohlbefinden widmest.

Ein kurzes Innehalten, innerliches Nachfragen und der Blick in den Spiegel können Wunder bewirken. Sie können dich bei dir selbst ankommen lassen, dich stärken und dich wieder auf deinen Weg zurückbringen.

Eine sehr schöne Übung oder Geste ist es auch, deine Hände zu benutzen, um sie auf dein Herz zu legen, auf eine andere

Körperstelle oder um sie einfach nur vor dir zu falten, also sie zu verbinden. Egal für was du dich entscheidest, du schließt damit deinen eigenen Kreis, denn unsere Hände fuchteln den ganzen Tag herum. Sie tun alles Mögliche, doch nur selten kommen sie zur Ruhe. Die klassische Gebetshaltung hat eine bedeutende Eigenschaft. Sie sammelt unsere Kraft und unsere Gedanken. Sie erzeugt, dass wir uns mit uns selbst verbinden, um dann unsere Gedanken gen Himmel zu senden. Und genau diese Kraft kannst auch du nutzen, egal ob du deine Gedanken gen Himmel oder an dich selbst richtest. Gewöhne es dir an, wann immer du einen starken Wunsch äußerst, deine Hände als Unterstützung dazuzunehmen.

Kommen wir zurück zur Selbstliebe, denn auch hier schließt sich der Kreis wieder. Schließ deine Augen, leg deine Hände z. B. auf deinen Bauch, atme tief ein und aus und spüre in dich hinein. Lächle deinen Körper an und sende ihm all deine Liebe direkt in den Bauch hinein. Sag ihm, wie lieb du ihn hast, und dass du dankbar bist, dass er jeden Tag 24 Stunden an deiner Seite ist und mit dir durch dein Leben geht. Frag ihn, was er gerne hat, was er so richtig schön findet und versprich ihm (und dir selbst), dass du feste Zeiten einplanen wirst, in denen du genau dies tun wirst. In denen du dich um deinen Körper kümmern wirst. Plane dir dann feste Zeiten in deinem Kalender ein, in denen du dich um dich selbst kümmerst. Bedanke dich noch einmal bei ihm und verinnerliche diese machtvolle Kraft, die ihr beide zusammen besitzt. Zusammen, als Einheit, als Team, könnt ihr so viele geniale Dinge machen und erreichen, dass dein Leben nur reine Freude sein kann. Amen.

Tag F

Du darfst **F**ehler machen

Den einzigen Fehler, den du im Leben machen kannst, ist den Fehler, etwas nicht zu tun. Vor allem dann, wenn deine innere Stimme dir klar und deutlich signalisiert, dass du es tun sollst.

Auch wenn wir es nicht gern hören, aber Fehler bzw. Fehler zu machen, gehört zum Leben dazu. So lernen wir am schnellsten und unser Leben verändert sich so am nachhaltigsten. In unseren Breitengraden ist es zwar verpönt, Fehler zu machen bzw. zu seinen Fehlern zu stehen, doch dadurch begrenzen wir uns sehr stark. Auch ist es absolut absurd, zu versuchen die Fassade aufrechtzuerhalten, denn wir Menschen machen einfach Fehler. Wir haben immer welche gemacht und werden sie auch weiterhin machen. Manche machen wir sogar absichtlich, vielleicht nicht bewusst, aber dennoch machen wir sie.

Kommen wir zurück zur Ausgangsherausforderung. Einige bis viele, die ein verschobenes Essverhalten haben, stehen unter Druck oder sind anfällig für Stress und in ihnen schlummert nicht selten die Denkweise, dass sie alles richtig machen müssen. Oder sie sind stark darin gefangen, alles richtig machen zu müssen, damit man sie für „fehlerfrei" hält. Daraus resultiert der Anspruch, sich unter Kontrolle haben zu müssen. Und genau da klafft das Leben auseinander. Wir wollen fehlerfrei sein, alles perfekt machen, natürlich keine Schwächen zeigen und Kontrolle und Macht signalisieren – doch dann passiert es. Dann, wenn es ruhig um uns herum wird, wenn keiner richtig zuschaut, dann bricht das Kartenhaus zusammen. Dann beginnt der Körper sich zu verselbstständigen und die Sucht zu essen schlägt zu. Der Punkt hierbei ist, dass das Ganze schon viel früher am Tage oder viel früher im Leben begonnen hat. Es gibt in dir einen Anspruch, ein Bild, welches nicht zu 100 % mit dem übereinstimmt, was sich deine Seele von deinem Leben wünscht.

Was meine ich damit? Solange sich in uns ein Druck aufbaut, es quasi in uns brodelt, weil wir Idealen nachrennen, die nicht zu uns passen, Dinge tun, die nicht mit unserer Natur oder mit unserer Bestimmung übereinstimmen, uns mit Menschen umgeben, die uns nicht guttun, solange sich unser Leben so gestaltet, so lange bist du gefangen in diesem Kreislauf. So lange wird es Momente geben, in denen du überkochst und das Essen sich verselbstständigt.

Was kannst du dagegen tun? Es sind wie immer die kleinen Dinge, die dir weiterhelfen können und wir haben auch schon einige hier besprochen.

Als Erstes darfst du zur Ruhe kommen. Wir machen mehr Fehler, wenn wir unter Strom stehen und es viel zu hektisch um uns herum ist. Nun denkst du dir vielleicht, aber wie soll das gehen? Ich bin doch XY in der Firma Z oder in meinem Umfeld wird dies und jenes von mir erwartet und am besten soll alles bis gestern fertig sein. Das Spannende ist, dass wir für einen Großteil dieser Situationen selbst verantwortlich sind, zum einen weil wir es zulassen und zum anderen, weil wir nicht Nein sagen. Da schließt sich auch wieder der Kreis. Wir sagen nämlich auch nicht Nein zum Essen, zumindest nicht in dem Moment, wo wir es sollten. Vielleicht sagst du auch außer Haus immer Nein zum Essen, um dann, wenn du allein bist, durchgehend JAAAAA zu sagen. Dann aber wieder so viel JAAAAA, dass du quasi überläufst und es einfach zu viel war. Somit ist es deine tägliche Aufgabe, Ruhe zu bewahren, damit es dir gut geht, dir, deinem Körper und deiner Seele.

Als Nächstes steht die Gelassenheit an, denn mal ganz ehrlich, wer entscheidet, ob es ein Fehler ist oder nicht? Viele geniale Erfindungen sind durch einen Fehler oder einen „Unfall" entstanden. Daher nimm es mit Gelassenheit, dann ist das Leben umso lustiger. Auch wenn du glaubst, einen Fehler gemacht zu haben, wird sich einiges mit Sicherheit von selbst lösen, wenn du gelassen bist. Auch in diesem ganzen Prozess, in dem du dich hier befindest, kannst du gelassen sein. Es bringt nichts, dich unter Druck zu setzen und etwas erzwingen zu wollen. Du wirst dein Leben wieder in deine Hand bekommen und dir wird es gut gehen, du wirst glücklich sein, wenn du es willst. Alles ist möglich, trotz Fehlern, die hier und dort passiert sind. Die Hauptsache ist, du triffst eine Entscheidung, nimmst dich in den Arm und gehst gemeinsam mit deinem Körper in ein glückliches (oder noch glücklicheres) Leben hinein (über).

Abschließend weißt du nie, wozu deine Fehler gut sind. Dein Leben liegt ja noch vor dir und wir sehen erst am Ende, wenn sich das Puzzle komplett zusammengesetzt hat, wozu die einzelnen Etappen gut waren.

Viel Freude!
Und Fehler frei!

Tag G

Hab **G**eduld mit dir

Ich gebe es zu, ich gehöre auch nicht zu den geduldigsten Menschen dieser Welt. Oder anders ausgedrückt, die Geduld und ich sind noch nicht die besten Freunde. Und doch wird es immer besser und harmonischer zwischen uns, denn ich weiß, dass alle Menschen, die geduldig waren, ihr Ziel erreicht haben. Das geht gar nicht anders.
Denn, das möchte ich dir gerne an dieser Stelle mitgeben, auch ich habe mich von meinen Herausforderungen mit dem Essen geduldig lösen können. Also kannst du es auch! Denn was ich kann, kannst du auch!
Wichtig dabei ist, hab Geduld mit dir. Es ist ganz normal, dass es Rückschläge geben kann, denn du bist immerhin eine ganze Weile in eine andere Richtung gelaufen. Jetzt heißt es, einen neuen Weg zu erschließen.
Es heißt nun, deine Verhaltensmuster komplett zu ändern und geduldig darauf zu vertrauen, dass du es schaffst. Es kann durchaus sein, dass dein Körper dabei viel Unterstützung braucht. Gib ihm einfach die Zeit, die er braucht und er wird es dir danken. Jetzt, wo ich diese Zeilen schreibe, fällt mir auf, dass ich schon über 10 Jahre meinen neuen Weg entlanggehe und es war dennoch immer wieder wichtig, dass ich dabei geduldig mit mir bin.
Was kannst du tun, wenn Geduld noch nicht dein bester Freund ist?
Dann darfst du dich einmal links und rechts umschauen und genau prüfen, wie lange es dauert, um einen neuen Weg zu erschließen. Um etwas Neues aufzubauen (z. B. ein Haus) oder wie lange es dauert, bis ein Kind auf die Welt kommt. Alles hat seine Dauer, seine Zeit.

Wenn du dir z. B. ein neues Verhalten angewöhnst, dann braucht das mitunter 90 Tage (3 Monate), bis sich dieses neue Verhalten komplett in dein Leben integriert hat. Wir brauchen einfach Zeit, sei es, wenn wir etwas Neues lernen oder sei es, wenn wir neue Dinge in unser Leben hereinlassen. Das Gute ist, wenn du durchhältst, dann wirst du mehr als belohnt.

Als Unterstützung kannst du dir immer wieder ausmalen, wie es sein wird, wenn du dein Ziel erreicht hast, wenn du eine ganz normale Beziehung zum Essen hast. Wie es sein wird, wenn du essen kannst, wann du möchtest, wenn du mit Leichtigkeit die Mengen bestimmen kannst und du ganz nebenbei dein Gewicht hältst, ohne dass du dich und deinen Körper ständig unter Kontrolle haben musst. Wenn du dieses Bild vor Augen hast und es das ist, was du willst, dann kannst du dich zurücklehnen und geduldig diesen Weg hier weitergehen.

Das Einzige, was schnell geht, ist die Entscheidung zu treffen, geduldig zu sein. Denn eines ist auch gewiss, du kannst die Zeit nicht schneller drehen. Du kannst dein Leben nicht vorspulen. Du darfst vielmehr jeden Tag erleben und aus ihm lernen.

Auf dem Weg dorthin kannst du gerne mit einer Visionstafel oder mit einem Visionsbild arbeiten. Wenn du dies aus anderen Bereichen kennst, super, dann weißt du, was ich meine. Wenn du diese Form der Visualisierung nicht kennst, lade ich dich herzlich ein, dir ein großes Blatt Papier (mind. A3) zu nehmen und dir ein buntes, wunderbares Bild zu malen oder es mit Fotos zu gestalten und zwar so, wie du dich in deinem Leben siehst. Natürlich darf es all die Punkte beinhalten, die dich dazu bewegt haben, dieses Buch zu lesen. Alles, was du gerne machen möchtest, aber gerade nicht machst, weil du noch hier und dort gefangen bist in deinem Verhalten, all das kommt auf dieses Bild oder auf diese Tafel. Wenn dir am Ende ein großes breites Grinsen über dein Gesicht fliegt, dann ist dein Bild fertig, wenn nicht, dann gestalte es so oft um, bis es deine geniale Version von deinem Leben widerspiegelt.

Was du dann zu tun hast, ist ganz einfach. Das Bild immer wieder anschauen und geduldig abwarten, was das Leben dir liefert. Wenn du möchtest, kannst du das Ganze noch unterstützen, indem du immer (oder so oft es geht) deine Lieblingsmusik abspielst und vor diesem Bild tanzt oder vielmehr abtanzt! Warum? Es geht ja hier um deinen Körper und dein Körper mag es sehr, wenn du diese Glückshormone produzierst und die produzierst du dann, wenn du Spaß hast.

Ganz nebenbei zeigst du deiner Vision, deinem Bild und zugleich dem Universum, dass du es so richtig schön findest, wenn so dein Leben aussieht.

So einem Anblick kann das Universum schlecht widerstehen. Es muss dir dann quasi schnell das liefern, was du da Schönes auf dein Bild geklebt hast. So machst du übrigens aus deiner Standard-bestellung eine Expressbestellung.

Abschließend und abrundend, habe einfach Geduld, gehe jeden Tag deinen Weg immer weiter und weiter und du kommst an deinem Ziel, deinem Wunschgewicht, deinem Wunschleben und schließlich bei dir selbst an.

Tag H

Was gibt dir **H**alt im Leben?

Darf ich dich ein paar Minuten lang in den Arm nehmen? Wie wäre das für dich, wenn ich dich halte und du gleichzeitig mich, ohne dass es für einen von uns beiden zu viel wird. Genau das ist aber oft der Fall. Wir sollen stark sein, sollen alles unter Kontrolle haben und wir sollen anderen Menschen Halt geben, vor allem dann, wenn sie selbst sich lieber schwach sehen wollen.
Jeder von uns braucht seinen Halt im Leben. Diesen Halt können dir andere Menschen geben, das macht uns Menschen ja aus. Doch ich möchte dir noch ein paar mehr Möglichkeiten zeigen, was dir Halt geben kann.
Vorab sollten wir uns aber noch die Antwort auf die Frage anschauen, warum brauchst du Halt? Halt wovor?
Die Antwort lautet, Halt vor dem Leben. Das was in deinem Leben geschehen ist oder gerade aktuell geschieht, auch dein Essverhalten, dein Gewicht, einfach alles, kam aus einem bestimmten Grund in dein Leben. Den Grund dafür erfahren wir meist viel später, doch alles hat einen Grund und wir dürfen herausfinden, welcher es ist. Wir dürfen an den Umständen wachsen, denn genau das sollen wir. Wir sollen immer weiterwachsen und immer mehr über uns selbst lernen, uns selbst besser verstehen und auch immer mehr von uns selbst preisgeben, damit dies wiederum andere Menschen beseelt.
Also das Warum, auch wenn es heute noch nicht zu 100 % greifbar ist für dich, ist ein ganz individuelles Wozu.
Daher schauen wir uns nun an, was du tun kannst, denn eines ist klar, das Wozu ist da, ob du willst oder nicht.

Dazu möchte ich dir eine Frage stellen. Kennst du deine Bestimmung? Kennst du deine Mission oder deine Berufung

in deinem Leben? Hast du dich vielleicht schon mal gefragt, was deine Seele eigentlich hier auf der Erde zu tun hat? Wenn ja und wenn du die Antwort darauf kennst oder sie zumindest erahnst, dann ist das wunderbar.
Wenn nicht, dann stell dir diese Frage bitte und begib dich auf die Reise zu deiner persönlichen Antwort. Was ich dir noch mitgeben möchte, ist Folgendes: Wir haben oft die Annahme, dass unsere Bestimmung etwas Großes, etwas Allumfassendes sein „muss". Doch was wäre, wenn es das gar nicht immer ist. Wenn unsere Mission einfach darin besteht, unsere Mitmenschen zu ehren und uns selbst zu lieben. Das ist für viele nämlich schon Mission genug. Und wenn du für andere Menschen da bist, dann ergibt sich ganz automatisch eine Tätigkeit, eine Aktion oder dergleichen, die du unternimmst, damit deine Umwelt zufriedener und glücklicher ist.

For a better life eben.

Was ich dir empfehlen kann, suche dir einen Ort aus, an dem du dich besonders wohlfühlst, wo du dich entweder mit der Natur oder dem Universum besonders gut verbunden fühlst bzw. verbinden kannst. Wenn du dort angekommen bist, schließe deine Augen und sende die Frage gen Himmel, wozu bin ich hier.
Bleibe ganz offen und lass die Gedanken, die Bilder in deinem Kopf ankommen. Warte einfach mal ab, was passiert. Sammle alles ein, was sich da vor deinem inneren Auge sichtbar macht. Notiere dir hinterher alles, was du gesehen, empfunden oder erlebt hast.

Darf ich dich ein paar Minuten lang in den Arm nehmen? Wie wäre das für dich, wenn ich dich halte und du gleichzeitig mich, ohne dass es für einen von uns beiden zu viel wird. Genau das ist aber oft der Fall. Wir sollen stark sein, sollen alles unter Kontrolle haben und wir sollen anderen Menschen Halt geben, vor allem dann, wenn sie selbst sich lieber schwach sehen wollen.

Jeder von uns braucht seinen Halt im Leben. Diesen Halt können dir andere Menschen geben, das macht uns Menschen ja aus. Doch ich möchte dir noch ein paar mehr Möglichkeiten zeigen, was dir Halt geben kann.

Vorab sollten wir uns aber noch die Antwort auf die Frage anschauen, warum brauchst du Halt? Halt wovor?

Die Antwort lautet, Halt vor dem Leben. Das was in deinem Leben geschehen ist oder gerade aktuell geschieht, auch dein Essverhalten, dein Gewicht, einfach alles, kam aus einem bestimmten Grund in dein Leben. Den Grund dafür erfahren wir meist viel später, doch alles hat einen Grund und wir dürfen herausfinden, welcher es ist. Wir dürfen an den Umständen wachsen, denn genau das sollen wir. Wir sollen immer weiterwachsen und immer mehr über uns selbst lernen, uns selbst besser verstehen und auch immer mehr von uns selbst preisgeben, damit dies wiederum andere Menschen beseelt. Also das Warum, auch wenn es heute noch nicht zu 100 % greifbar ist für dich, ist ein ganz individuelles Wozu.

Daher schauen wir uns nun an, was du tun kannst, denn eines ist klar, das Wozu ist da, ob du willst oder nicht.

Dazu möchte ich dir eine Frage stellen. Kennst du deine Bestimmung? Kennst du deine Mission oder deine Berufung

Wurzeln sein können, die dich in windigen Zeiten nähren und die dich fest verankern können, wenn das Leben dich auf eine härtere Prüfung stellt.

Es wird Zeit, den Bogen zu schließen. Wir haben uns nun mit der Suche beschäftigt und deine persönliche Antwort gefunden oder zumindest eine erste Idee davon, was dich im Herzen bewegt.
Schließe diese Antwort gut in dein Herz ein, denn sie ist deine Mission, deine Vision, ein Teil von deinem Leben, der sehr bedeutend ist und der dich immer wieder ins Licht führen kann.

Es gibt vielleicht Tage in deinem Leben, wo dein Essverhalten dich an den Rand des Wahnsinns treibt, dich nicht loslässt und du das Gefühl hast, es ist so viel mächtiger als du. In genau solchen Momenten holst du deine Vision heraus und verbindest dein Herz damit, sodass es Stück für Stück heilen kann. Denn durch dein Verhalten ist natürlich auch dein Herz (nicht organisch betrachtet, sondern symbolisch) in Mitleidenschaft gezogen worden und es braucht Zeit, um sich zu erholen.
Wir sind nun mitten in einem Prozess, der dich aus deinem aktuellen Essverhalten in ein neues Essverhalten bringen darf. Dieser Prozess geht mal leichter, mal komplexer vonstatten. Genau in den Momenten, in denen es enger, bisweilen auch unangenehmer wird, nimm deinen Traum von deinem „Wozu" vor dein inneres Auge. Wenn du jetzt noch spürst, dass sich deine Mundwinkel nach oben ziehen, bist du auf einem sehr guten Weg. Wenn sich dein Mund noch

nicht verändert, gönne dir die Zeit, um bei diesen Übungen so lange zu bleiben, bis du fühlst, was ich dir hier mitgeben möchte. Bis du mir quasi in die Augen sagen kannst, was genau dich und dein Leben ausmacht. Ich lasse dir an dieser Stelle gerne etwas Platz, um deine Mission, dein Wozu zu notieren, damit es noch greifbarer für dich wird.

Wozu/ Wofür bist du hier?

Tag 1

Tief in deinem Innersten

Kommen wir ans Eingemachte. Tief in deinem Inneren, wie sieht es da aus? Was bewegt dich? Was zerreißt dir vielleicht manchmal das Herz? Welche Gedanken fesseln dich und zwingen dich auf den Boden?
All dies ist ein Teil von dir und deinem Leben und wie in einem Kreislauf spiegelt es sich auch in deinem Essverhalten wider. Egal was es konkret ist, wenn du zu 100 % glücklich bist, dein Leben supertoll, ohne Stress und Druck verläuft und du dich zu 100 % liebst und auch von deinem Umfeld geliebt und liebevoll behandelt wirst, dann wäre dieses Buch nicht in deine Hände gefallen und deine Augen würden nicht gerade über diesen Satz ziehen.
Daher lass es uns etwas genauer anschauen, dein Inneres. Es ist ein Buch und niemand kann hier deine Gedanken lesen, dein Gesicht sehen und vielleicht dein Weinen hören. Somit lass uns offen sprechen.
Nimm dir bitte etwas Zeit und lass diese Sätze auf dich wirken.

- Was ist es, was dich im Inneren bewegt?
- Wer bist DU?
- Hinter was versteckst du dich?
- Vor was hast du Angst?

Nimm dir bitte ein, zwei oder sogar drei Blätter zur Hand und fang einfach an zu schreiben. Schreibe alles auf, was da in dir drinnen ist, was jetzt herauskommen möchte!
Höre nicht auf zu schreiben! Schreib immer weiter und weiter, bis du das Gefühl hast, alles ist auf diesen Blättern. Wenn es eine Stunde dauert, gut, wenn es mehr sind oder

etwas weniger, auch gut. Hauptsache, alles liegt einmal vor dir. Achte bitte beim Schreiben auf deine Atmung, dass du immer wieder tief aus- und einatmest, darauf, dass dein Atem nicht zum Stocken kommt, sondern schön fließt. Zusätzlich trinke mindestens ein Glas Wasser, damit alles auch auf diesem Wege in den Fluss kommt. Wenn du lieber malen möchtest, das Malen dein Weg ist, um dich auszudrücken, dann ergänze deine Sätze gerne durch ein Bild. Sehr gut!

Wenn du anschließend müde bist und dich hinlegen möchtest, auch gut. Gönn dir nach dem Schreiben eine Pause. Ein Spaziergang ist ebenfalls eine gute Idee, um dich zu erholen. Wenn dir anschließend noch etwas einfällt, schreib einfach weiter. Solltest du an den kommenden Tagen weiterschreiben wollen, dann tue dies.

Ich kann mir sehr gut vorstellen, dass beim Schreiben Dinge zum Vorschein kommen, die für dich neu sind bzw. noch nie so klar waren. Das ist sehr gut. Lass einfach alles zu. Du kannst, wenn du das Bedürfnis verspürst, den Text auch noch einmal durchlesen, entscheide selbst.

Was jedoch anschließend sehr wichtig ist, begegne deinen Zeilen mit sehr viel Liebe. Denn der Inhalt deiner Zeilen hat dich auf deinem Weg begleitet und sie werden dir gleich einen sehr guten Dienst erweisen. Erst wenn du deinen Text, so dunkel er auch sein mag, wirklich lieben kannst, erst dann suche dir einen schönen Ort aus und verbrenne den Text. Natürlich kannst du hier eine Feuerschale und/oder alle zusätzlichen Rituale verwenden, die du kennst oder die dir einfallen. Vertraue darauf, dass du in deinem

Inneren genau weißt, was zu tun ist.
Alles, was du aufgeschrieben hast, darf nun in Liebe und im Feuer vergehen. Die Wärme und die Natur werden sich um deine Worte kümmern und sie werden dich dabei unterstützen, deinen neuen Weg zu beschreiten.

Abrundend zum Thema Inneres: Ich kann hier sehr viel schreiben und versprechen, dies werde ich auch weiterhin tun, doch vertraue darauf, dass alles, was du brauchst, wirklich in dir ist! Alle Antworten, alles ist in dir und auch der Weg, den du gehen sollst, was du tun sollst, alles ist in dir. Ich für meinen Teil diene nur als Verstärker, damit du noch leichter an dein Inneres, an dein Herz und deine Seele herankommst. Ich bin in dein Leben getreten, damit du deinem Verhalten rund um das Essen wieder mit Liebe begegnen kannst.

Tag J

Jeden Tag aufs Neue

In diesem Kapitel geht es um jeden Tag in deinem Leben, denn ja, jeder Tag ist unendlich wichtig. Da wir nie wissen, was morgen kommt und wir so oder so nur im Hier und Jetzt leben können, ist jeder Tag, ja sogar jede Minute, wichtig. Und ja, jeder Tag beginnt in der Früh ganz neu für dich. So wie du in diesem Augenblick gerade bist, wirst du (genau genommen) nie wieder sein. Es werden Bilder, Gedanken und Gefühle über den Tag in dein Leben eintreten, die dich – mal mehr, mal weniger – prägen und verändern werden. Auch wenn es nur ein ganz klein wenig ist.
Was bringt der Tag noch mit sich? Genau, du kannst dich jeden Tag aufs Neue entscheiden, z. B. auf deinem hier begonnenen Weg zu bleiben, dein gestörtes Essverhalten loszulassen und ein erfülltes Leben zu führen. Du wirst diese Entscheidung auch jeden Tag neu treffen dürfen, so lange bis die Entscheidung in deiner letzten Zelle angekommen ist. Gerade in den ersten Tagen wird dies eine besondere Rolle spielen. Vertraue daher bitte darauf, dass die Veränderung kommen wird, dass, wenn du jetzt am Ball bleibst, und zwar jeden Tag, am Ende alles gut wird und du da ankommen wirst, wo du hinmöchtest.

Gehen wir nun etwas durch deinen Tag. Ein sehr wichtiger Moment ist derjenige, wo dein Körper erwacht und dein Gehirn so langsam aus seinem Schlaf erweckt wird. In diesen ersten Minuten ist es schon besonders entscheidend, was du denkst. Daher stimme deine Gedanken positiv ein und freue dich, dass du lebst. Möchtest du dies tun? Möchtest du dies für dich und deinen Körper tun?

Du kannst dir hier ein paar Affirmationen bereitlegen und diese gleich in der Früh in deinen Gedanken aufsagen. Welche Affirmationen dies sein können, dazu komme ich gleich. Was du auch in der Früh machen kannst, ist dankbar zu sein! Wenn du dich schon am Morgen für dein Leben, für alles, was du heute erleben wirst, bedankst, dann erzeugst du eine so starke Energie in deinem Umfeld, dass du spüren kannst, wie sich der Tag schon auf dich freut.

Ich weiß, es gibt Tage und Phasen, da kann uns die Welt einmal gernhaben und dennoch kann uns in der Früh das kleine Wort „danke" über die Lippen rollen. Wenn du möchtest, lege auch ruhig deine Hand kurz auf deinen Bauch oder dein Herz. Einfach weil du es dir wert bist und weil dein Körper es dir so unendlich danken wird.
Darüber hinaus, und besonders dann, wenn du im Stress bist, alles schiefläuft und du sogar schon echt genervt bist, ist es ein gutes Werkzeug, sich kurz hinzusetzen, ein- und auszuatmen und einfach dankbar zu sein. Stell dir die Frage, was ist gerade das Gute an dieser Situation?
Was möchte mein Leben, was ich sehe, oder was möchte mein Leben, das ich tue? Wie kann ich es mir noch schöner gestalten und wie kann es so richtig genial werden?

Es gibt eine sehr schöne Frage, die aus dem Bereich „lass uns viele Fragen stellen" kommt, sie lautet: Was wäre, wenn es genial wäre?
Stell deinem Kopf die Frage und du wirst sehen, dein Gehirn geht ab. An dieser Stelle, das ist ein geniales Werkzeug, dieses Fragenstellen. Wann immer du nicht weiterweißt,

frag nach. Dreh deine Situation um und stell eine Frage. Wir denken immer, oder sehr oft, wir müssen die Antworten kennen, doch das ist überhaupt nicht so, wir müssen Fragen stellen, und zwar uns selbst. Wir haben das komplett umgedreht in unserer Gesellschaft. Richtig? Ich nehme nämlich auch mal an, dass du hier in diesem Buch (eigentlich) ganz viele Antworten bekommen möchtest, deshalb kaufen wir ja Bücher, um uns mit Wissen abzulenken. Doch eigentlich, wie schon erwähnt, hast du alles in dir drinnen, was du brauchst. Du musst nur fragen. Wenn du nicht weißt, also dein Bewusstsein keine Idee davon hat, wie du dankbar sein kannst, dann frage dich das selbst. Nun heißt es nur noch, die Antworten durchzuführen und sie nicht zu bewerten, sie einfach anzunehmen und schon beginnt dein Leben sich zu verändern.

Lass uns noch einmal zurück zum Buchthema und zum Untertitel kommen. Es geht ja hier um ein Problem und wenn du Ärzte fragst, dann geht es vielleicht sogar um eine psychische Erkrankung. Je nachdem, wie ausgeprägt dein Verhalten ist, umso „einfacher" passt du halt in die Klassifizierung für das Krankheitsbild.
Aus meiner Sicht hilft dir das nicht weiter, denn es bewertet dich und dein Leben und stopft dich in eine Schublade mit all den anderen, die genau die gleichen Symptome haben. Aus meiner Perspektive kannst du zwar die gleichen Symptome haben, doch du bist zugleich komplett individuell. Dein Leben gibt es nur einmal auf dieser Erde. Du selbst bist einmalig und du bist noch so viel mehr, als was du heute schon im Spiegel sehen kannst. Daher ist auch dein

Weg raus aus diesem Kreislauf an zu viel essen, nichts essen, irgendwas essen, sich fertigmachen wegen dem Essen etc. ein individueller und ganz persönlicher. Deshalb ist es wichtig, dass du dir selbst die Frage stellst, was ist jetzt genau zu tun? Was genau brauche ich jetzt? Welche von diesen Übungen ist für mich bestimmt? Wie genau setze ich das Thema Dankbarkeit in meinem Leben um? Ich z. B. bedanke mich immer, wenn ich einen Ort verlasse, an den ich so schnell nicht wiederkomme. Ich danke meinem Auto, dass es mich transportiert hat, oder dem Koch, dass er für mich gekocht hat. Du siehst, hier gibt es unendliche Möglichkeiten und die, die zu dir passt, steckt in dir.

Kommen wir zum Thema Affirmationen.

Affirmationen sind Sätze, kleine Wortgruppen, die du dir immer wieder aufsagst.
Sie können sehr einfach und kurz sein, aber auch länger und komplexer.

Schöne und sehr wirksame Affirmationen sind:

- Ich schaffe es!
- Ich erreiche mein Ziel!
- Ich liebe mich!
- Ich liebe meinen Körper!
- Ich liebe mein Leben!

An dieser Stelle möchte ich dir eine Aufgabe geben. Suche dir bitte im Internet Affirmationen raus, die du richtig klasse

findest und vertrau darauf, dass deine Affirmation, die besonders kraftvoll bei dir wirkt, dich finden wird.
Anschließend heißt es, sich die Affirmation mehrmals, am besten zehnmal hintereinander, aufzusagen und das mindestens zweimal am Tag. Hoch und runter! Wenn du z. B. unter der Dusche stehst, dann kannst du voll in die Energie gehen, wie es sich anfühlt, wenn du dein Ziel erreicht hast, wenn du frei von der Essstörung bist. In dieser Energie sagst du dir deine Affirmation oder deine Affirmationen auf. Wenn du z. B. in der Natur unterwegs bist, beim Laufen oder einen anderen Sport machst, dann kannst du dir immer und immer wieder deine Affirmationen aufsagen.

- Ich liebe mich!
- Ich liebe mich!
- Ich liebe mich!
- Ich liebe mich!

Alles klar?! Dann los!

Schau einfach, wie sich dein Leben durch diese einfachen Sätze verändert und was allein dadurch möglich ist.

Abschließend dazu: Ich bin für einfache und praktische Methoden, die uns dabei helfen, uns besser zu fühlen und unser Leben bereichern. Und diese Übung ist eine Übung. Du brauchst nichts weiter dafür. Nur deine Gedanken und deine Stimme, die kurze und prägnante Worte wiedergibt.

Fertig!

Tag K

Wie viele **K**ilos möchtest du wiegen?

Oder mit meinen Worten gefragt:
Dein **K**örper und dein Gewicht, wie leicht und liebevoll darf diese Beziehung sein?

Ja genau, in diesem Buch geht es auch darum, wie viel du wiegen möchtest, und zwar heute, morgen und in ein paar Jahren. Meine Herangehensweise, das ist dir bestimmt schon aufgefallen, gleicht keiner Diät und dient auch nicht dazu abzunehmen, damit man gleich danach wieder zunehmen kann. Meine Methode dient dazu, dich für die nächsten Jahre auch im Kopf fit zu machen und dich von diesem Thema zu befreien.
Also wie schaut es mit deinem Gewicht aus? Bist du prinzipiell damit zufrieden? Wenn nicht, wenn dein Gewicht weit von dem entfernt ist, wie du es gerne hättest, dann empfehle ich dir mein Buch: Nimm ab, weil du weißt, wie es geht.

Eine wichtige Frage, die sich hier stellt ist, wie leicht darf sich dein Gewicht, deine Kilos einstellen?
Bei einer Essstörung gibt es einen engen Zusammenhang zwischen deinem Körper und deinem Gewicht. Du kennst das vielleicht, du möchtest abnehmen und dein Körper kreuzt mit seinem Hunger immer wieder deinen Weg.
Dein Körper und dein Gewicht können aber genauso gut auch eine untrennbare Einheit sein. Nur aktuell sind sie es noch nicht oder zumindest keine Einheit, die sich a) blind vertraut oder die b) in voller Harmonie zusammenarbeitet. Wie kannst du diese Harmonie in dein Leben bekommen und so zum einen dein Wunschgewicht dauerhaft einstellen und dich zum anderen von deinen Heißhungerattacken etc. befreien?

Der Schlüssel ist auch hier die Liebe. Die Liebe zu dir, zu deinem Körper und zu deinem Gewicht. Denn eines ist klar, dein Körper und dein Gewicht, das ist eins. Du bist das alles und es macht keinen Sinn, dich selbst, entweder deinen Körper oder dein Gewicht, immer und immer wieder zu bestrafen! Du verletzt dich dann selbst und tust dir nicht gut! Alles, was du dir antust, bekommst du eins zu eins wieder retour. Das ist wie Tauziehen, hin und her und da du an beiden Seiten ziehst, kannst du nie gewinnen, weil immer ein Teil von dir auf der Strecke bleibt.

Ich möchte noch einen kleinen Abstecher in die Welt der Kilos machen. Okay!?

Wenn du auf eine Waage steigst, zeigt sie dir eine Zahl an. Zuerst einmal stimmt dich diese Zahl entweder positiv oder negativ, selten neutral. Somit gehst du sofort in die Bewertung. Prüfe einmal deine Gedanken, dazu musst du nicht mal real auf eine Waage steigen. Wenn du dich bewertest, reduzierst du dich zugleich auf diese Zahl.

Du nimmst dir im besten Fall jeglichen Mut, weil du dich begrenzt auf diese Zahl. Beobachte deine Gedanken, allein schon, wenn du das hier liest. Also du siehst nun diese Zahl, du bewertest sie und dann gehst du mit dir ins Gericht. Durch deinen Kopf fliegen vielleicht sogar die wildesten Gedanken. Wie kannst du nur, schau doch mal, wie viel da heute wieder steht, Ich habe dir doch gesagt, iss das nicht mehr, und so weiter und so weiter.

Dies sind alles Handlungen, die nichts mit dem Thema Liebe zu tun haben.

Daher lade ich dich ein, befreie dich von deiner Waage, diese reduziert dich nur. Egal, wie viel du aktuell wiegst, nimm dich in die Arme und steigere jeden Tag deine Liebe zu dir selbst. So kommst du in Harmonie mit deinem Körper, deinem Gewicht und so könnt ihr euch gemeinsam auf den Weg machen, um harmonisch dein ideales Wunschgewicht anzusteuern und/oder es mit Leichtigkeit zu halten.

Eine sehr schöne Übung hierfür beginnt im Liegen und sollte jeden Tag Platz in deinem Leben finden.
Sie heißt: Hand aufs Herz!
Diese Übung ist ganz einfach, doch enorm effektiv! Lege deine Hände auf dein Herz und verbinde dich so mit ihm. Du kannst in der Früh und am Abend gerne im Bett beide Hände auf dein Herz legen und so in den Tag starten bzw. ihn beenden. Auch tagsüber, wann immer du eine Hand frei hast, leg sie auf dein Herz und du wirst spüren, wie du dich mit dir verbindest und wieder zu deinem Ursprung zurückkommst. Vergiss nicht, du warst einmal frei von deinen aktuellen Herausforderungen und dahin werden dich dein Herz und deine Hand wieder bringen.
Du wirst ruhiger werden. Du wirst bei dir ankommen, du wirst dich mehr und mehr lieben. Durch diese vielen kleinen Veränderungen wirst du dich intensiv dabei unterstützen, in Harmonie und ohne eine Störung zu leben.
Ich weiß, manchmal wollen wir einfach nur eine Pille schlucken und dann soll alles gut sein und das Wunschgewicht da. Doch dieser Weg ist keiner, der dich wirklich mit deinem Körper verbindet und der dich mit ihm zu einer Einheit werden lässt.
Deine Hand, in Verbindung mit deinem Herzen, schon. Die Macht, die in deiner Hand liegt, ist enorm. Wenn du

allgemein mit Energie arbeitest oder arbeiten möchtest, kann deine Hand zu einem richtigen Wunderwerkzeug werden. Durch die zusätzliche Energie, die du bei dieser Verbindung durch deine Hand leitest, kann noch so viel mehr Positives geschehen.

Wie kannst du mehr Energie in deine Hände bekommen? Stell dir vor, auf deinem Kopf ist eine Verbindung zum Himmel, zum Universum, welches sich ja immer über dir befindet. Von dort lässt du die Energie in deinen Körper fließen. Stell dir vor, das ist wie ein Stromfluss, der genau in deinen Kopf hineinfließt. Von deinem Kopf fließt die Energie dann in deine Hände und dort, wo deine Hände liegen, tritt die Energie wieder hinaus und bewirkt bisweilen wahre „Wunder". Da du die Energie vom Universum „ziehst" und das Universum unendlich ist, gibt es immer genug Energie für dich und du kannst dich immer wieder dort aufladen. Das ist wie eine unendliche Energietankstelle. Wenn du noch mehr religiös unterwegs sein möchtest, dann kannst du dir auch vorstellen, das Universum ist Gott. Gott als unendliche Quelle von Liebe und Energie. Spürst du, was dann alles möglich ist?

Du kannst dich und deinen Körper, samt deinem Gewicht, direkt mit der Liebe Gottes verbinden und so die volle Dosis Harmonie und Liebe in dich aufnehmen und immer mehr entstehen lassen. Das ist einfach nur großartig! Viel Freude beim Auftanken!

Tag L

Ein **L**eben lang

Wie willst du es haben? Möchtest du es so richtig genial haben und das ein Leben lang?

Ich selbst lebe nun schon seit 10 Jahren in dieser speziellen Form von Leichtigkeit und Entspanntheit und kann dir sagen, es ist es wert. Es wird sehr viel Energie frei, Energie, die du sonst dafür aufgebracht hast, deine Gedanken rund um das Thema Essen zu sortieren und zu kontrollieren. Es wird Energie frei für dein Leben, für dein Lebenswerk, für deine Familie, Freunde und Bekannte. Somit lass uns schauen, wie wir dir diesen entspannten Zustand ein ganzes Leben lang bescheren können.
Auch hier beginnt es erst einmal wieder mit einer Entscheidung. Einer tiefgreifenden Entscheidung für dein Leben, für dich. Magst du kurz innehalten und dir ganz bewusst werden, dass du es möchtest?!
Du denkst dir sicherlich, na klar will ich es, doch werde dir bewusst, du gibst hiermit auch etwas auf. Etwas, was dich in deinem Leben begleitet hat, was dich beschäftigt hat, was du vielleicht auch hier und da einmal „nett" fandest, denn du hattest ja so oder so ein Stück davon unter Kontrolle.
Entspann dich daher und mach dir bitte klar, du kannst es loslassen und das für immer.
Gut, was braucht es noch?
Es braucht ein paar Fragen, die dir helfen, deinen Weg langfristig zu gehen.

Was kostet es dich an Zeit, Energie usw., an deiner Sucht festzuhalten?

....

....

....

....

....

....

....

....

Was verändert sich, wenn du deine Sucht loslässt?

....

....

....

....

....

....

....

....

Was machst du mit deinem Leben, wenn du voll in deiner Kraft stehst?

....

....

....

....

....

....

....

....

Was denkst du, wenn sich deine Gedanken nicht immer und immer wieder um deine Sucht drehen?

....

....

....

....

....

....

....

....

Was kannst du anderen von dir schenken, wenn du selbst frei lebst?

....

....

....

....

....

....

....

....

An dieser Stelle möchte ich gerne eines meiner Lieblingsanliegen mit dir teilen. Der Grund, warum ich dieses Buch schreiben kann, ist ja, dass ich am Ziel schon angekommen bin. Daher kann ich dir meine Gedanken dazu weitergeben. Wie wäre es, wenn du selbst Schuhe wie die meinen trägst und sagen kannst, dass du seit x Monaten oder Jahren völlig entspannt mit dem Thema Essen umgehen kannst?
Dann bist du nämlich automatisch in der Lage, von deinem Erfolg zu berichten, für andere Menschen ein Beitrag zu sein und sie in die Freiheit zu führen.
Kannst du dir das vorstellen? Stell dir vor, dir geht es gut. Du kannst ganz entspannt auf jede Feier gehen, egal wohin, egal wann, egal was es dort zu essen gibt, du bleibst entspannt und genießt einfach dein Leben. Das Essen ist da und gut ist.

Aus dieser Freiheit heraus erzählst du anderen von deinem Weg. Diese Menschen wiederum fühlen sich dadurch animiert, sich ebenso auf die Reise zu machen und ihre Freiheit zu suchen. Sie werden sie, dank deiner Unterstützung, finden. Wie genial ist das bitte!
Du bist ebenso ein Beitrag wie du das Licht für andere Menschen sein kannst. Bei solchen Gedanken wird mir immer ganz warm ums Herz, denn die große Verbundenheit, die unter uns Menschen herrscht, ist sichtbar. Wenn sich ein Mensch verändert, kann sich zugleich so viel verändern. So oder so wird sich in deinem Umfeld etwas verändern. Dein neues Ich, oder dein Ich, welches bei dir angekommen ist, wird Auswirkungen auf dein Umfeld haben.
Wenn du z. B. Kinder hast, in einer Beziehung bist, dann werden sie diese Veränderung wahrnehmen. In dem Moment, wo du frei lebst, kann auch dein Umfeld freier leben. Deine Umgebung kann sich dann noch viel freier entfalten, aufwachsen und gedeihen. Wie fühlt sich diese Aussicht für dich an?

Du bist nicht allein. Du bist ein Teil vom großen Ganzen. Du bist ein Beitrag. Du bist wertvoll und du allein bist der Grund dafür, warum du dein Leben verändern solltest. Ich kann hier schreiben, was ich will, wir alle können schreiben und reden, was das Zeug hält, die ganze Welt kann sagen, was sie will, es ist dein Leben.

Du schaffst es!

Vertrau darauf und hab dein Ziel immer wieder vor Augen, dann kannst du nur ankommen, egal wie der Weg dahin aussieht.

Tag M

Die **M**acht über deinen Körper

Na, was denkst du, wenn du diese Überschrift liest? Die Macht über deinen Körper. Also ich finde sie amüsant, denn es gibt sie nicht. Die Macht *über* deinen Körper gibt es nicht. Du kannst mit deinem Körper sehr viel Macht, Kraft und Power entwickeln, aber Macht über ihn wirst du nie haben. Wir sollten auch nirgends die Macht über etwas haben! Dies bringt nämlich zugleich immer ein Ungleichgewicht mit sich. Einer hat die Macht und der andere hat sie nicht und fühlt sich bisweilen ohnmächtig. Das ist es auch, was dein Körper nicht fühlen mag, denn wenn du die Macht über ihn hast, dann ist er selbst ohnmächtig.

Kannst du dir dieses Gefühl der Ohnmacht in jeder einzelnen Zelle deines Körpers vorstellen?

Wie fühlt sich das wohl an, wenn deine Zellen, die jede für sich wichtig sind, die du jede für sich brauchst, um dein Leben leben zu können, dieses Ohnmachtsgefühl in sich tragen? Wie wirkt sich dies auf deinen Körper aus? Sie werden anfangen zu kämpfen, und zwar mit dir. Jede einzelne Zelle beginnt, sich gegen dich zu richten und gegen dich zu kämpfen. Fühl bitte einmal in dich hinein und spüre deine Zellen, deinen Körper, deine Organe und natürlich dein Herz. Nimm dich wieder in den Arm und fühle dich, fühle dein Leben, deinen Körper in seiner ganzen Pracht und erkenne deine volle Schönheit. Lass uns das Blatt wenden und deinen Körper ermächtigen, ein richtig geiles Leben zu führen, und zwar zusammen mit dir. Du und dein Körper als eine Einheit, die zusammen sehr mächtig ist, die ihre Kraft bündelt, um gemeinsam ihr Ziel zu erreichen.

Wenn du beginnst dich zu lieben, deinen Körper zu lieben, dann kannst du alles erreichen und du bist sehr mächtig, mächtiger als viele Menschen um dich herum, denn die Liebe ist die größte Macht, die es gibt. Mit der Liebe in dir, mit der Liebe in jeder einzelnen Zelle in deinem Körper, sieht dein Leben ganz anders aus. Was wird passieren, wenn du dieses Leben lebst? Du kannst dich nicht mehr vollstopfen, du kannst dich nicht mehr bestrafen, du kannst dich nicht mehr kontrollieren, du kannst dich nicht mehr durch dein Tun selbst begrenzen und in ein Ohnmachtsgefühl bringen.

Das ist eine ganz schöne Wandlung, oder? Wir sind mit der Überschrift „die Macht über deinen Körper" gestartet und nun sind wir bei der größten Macht angekommen, der Liebe!

Weißt du, dass es nur die Liebe ist, die dich in ein „normales" Leben zurückbringen kann?!

Ich bin mir absolut sicher, dass du eine große Portion Liebe in dir trägst, denn sonst hätte dieses Buch nicht den Weg in deine Hände gefunden. Diese Liebe möchte nun atmen, wachsen und immer größer werden.
Magst du dich einmal hinstellen, am besten an einer schönen Stelle in der Natur oder der Umgebung, in der du dich gerade befindest.
Atme bitte einmal tief ein und aus, noch einmal, tief ein- und ausatmen, so ist es sehr gut. Fühle deine Füße, deine Beine, deinen Bauch, deine Arme, dein Herz, dein Gesicht und den Rest deines Kopfes. Versuche die Zellen in deinem Körper zu fühlen und beginne dich bei ihnen zu bedanken, bei so vielen Zellen wie nur möglich. Bedanke dich, dass sie

jede Sekunde deines Lebens für dich da sind, dass sie ihre ganze Lebensdauer darauf verwenden, dich am Leben zu halten. Tauche in die komplette Dankbarkeit ein und fühle zugleich die unendliche Liebe, die sich in dir ausbreitet, in dem Moment, wo du dankbar bist. Mach dir daraus jeden Tag ein Spiel, bedanke dich jeden Tag bei deinen Zellen. Du siehst, auch das Thema Dankbarkeit taucht immer wieder auf und umso größer du es werden lässt, umso genialer wird dein Leben. Was du jetzt brauchst, ist noch eine Portion Energie, schließlich hat das ja auch eine gute Seite, wenn du und dein Körper zusammen mächtig seid. Daher stell dir vor, wie du aus dem inneren der Erde die Energie in dir aufnimmst und sie durch deinen Körper leitest. So tankst du deine Zellen auf, damit sie dich zu jeder Sekunde dabei unterstützen können, deinen Lebenswandel zu Ende zu bringen. Ich weiß nicht, wie viel du schon spürst, doch du befindest dich inmitten der Verwandlung in dein neues Leben. In ein Leben ohne Sucht, Esssucht, ohne Essattacken, ohne all diese Dinge, die du nicht brauchst, die keinen Platz mehr in deinem Leben haben, weil sie dich nur hindern, das Leben zu führen, welches du verdient hast.

Welche Macht gibst du dir selbst damit wieder zurück, dir und deinem Leben? Welches Wesen wirst du – wieder werden!

Ich möchte dir noch eine Übung mit an die Hand geben. Es gab eine Zeit, wo dies alles begann. Und es gab auch eine Zeit, wo du noch frei von diesen Gedanken warst. Geh bitte einmal zurück in die Zeit davor. Vielleicht kommt dir ein Bild, ein Gefühl, eine Emotion, was es auch ist, halte es fest und pflanze diesen Moment tief in dein Herz hinein.

Was auch immer in deinem Leben geschehen ist, welche Ereignisse, welche Momente, welche Umstände, welche Dinge dir auch passiert sind, du kannst stärker sein als sie. Du darfst stärker sein als all das. Du darfst dir dein Leben wieder zurückholen und in diesen Zustand „wie früher" zurückgehen.
Sollten sich keine schönen Bilder in deinem Kopf befinden, dann überlege dir, wie du es gerne hättest. Gehe in die Zukunft und fühle dich hinein in dein Leben, so wie du es magst, so wie du dich magst. Und dann verinnerliche diesen Moment, halte ihn in deinem Herzen und mach dich auf den Weg an diesen Ort.

Hier noch ein kleiner Nachtrag. Ich habe ein paar Seiten zuvor davon gesprochen, dass man Energie auch von oben, vom Universum, empfangen kann. Was ist nun der Unterschied zwischen oben und unten, zwischen Universum und der Erde? Wie fühlt sich was an? Wenn du dich mit dem Universum verbindest, dann wirst du eher unendlich, groß und öffnest dich der Welt. Wenn du dagegen die Kraft und Energie von der Erde empfängst, dann nährst und erdest du dich. Sobald du es ausprobiert hast, wirst du den Unterschied sehr bald spüren.

Tag N

Neid

Neid, ein seltsames Wort in einem Buch, wo es doch um das Essen und die Herausforderung damit geht, oder? Was erzeugt das Wort Neid in dir? Wo begegnet es dir? Wie steht es in Zusammenhang mit deinem Verhältnis zum Essen?

Nehmen wir einmal ein krasses Beispiel. Was löst es in dir aus, wenn du ein wunderschönes Supermodel mit perfekten Traummaßen sagen hörst: „Ich kann essen, was ich will, ich nehme einfach nicht zu." Okay, wir wissen, dass das nicht der Realität und der Wahrheit entspricht, aber egal – welche Gedanken lösen diese Worte in dir aus?

Machen sie dich neidisch? Erzeugen sie in dir einen Zustand der Enge, des Unbehagens, ein Gefühl von warum „die" und nicht ich?

All diese Gedanken und Gefühle sind wie Gift für dich, für deine Seele und schließlich auch für deinen Erfolg, dein eigenes Ziel zu erreichen. Denn sie lassen dich klein dastehen. Sie entmutigen und entmächtigen dich.

Also STOPP, höre auf damit und lass den Neid nicht weiter in dein Leben einziehen. Er bringt dir nichts Gutes und du brauchst ihn nicht.

Was du dagegen brauchst, ist ein gesunder Ehrgeiz. Eine weiche Einstellung zum Leben und eine Haltung, die Anerkennung für deine Umwelt zeigt und dich dabei unterstützt, all das zu erreichen, was du dir vorgenommen hast. Wenn also Situationen an dich herantreten, wo du einen leichten Hauch von „Unbehagen" in deinem Magen verspürst, dann – auch wenn es dir vielleicht schwerfällt – schenke dieser Person, dieser Situation deine Anerkennung und dein

Wohlwollen. Das lässt dich größer werden, größer als du es dir heute vorstellen kannst. Es wird dein Herz beflügeln und wenn dein Herz voller Liebe und schöner Gefühle ist, dann trägt es dich viel leichter an dein Ziel. Wichtig ist auch, dich nicht für deine Gedanken zu verurteilen. Wir leben in einer Welt, in der viele sehr unterschiedliche Menschen aufeinandertreffen und zusammenleben. Jeder steht auf einer anderen Stufe in seinem Leben und das ist auch gut so. So darf es sein und zugleich darfst du dich auch von Mustern lösen und neue Wege gehen. In diesem Fall heißt dies ohne den Neid!

Ich möchte dich nun einladen, deine Gedanken zum Thema Neid zu notieren.

Auf was oder auf welche Person warst du zuletzt neidisch?

....

....

....

....

....

....

....

....

....

Was genau ging in dir vor?

Was hast du gefühlt?

Wie hast du dich dabei gefühlt?

Haben dich deine Gedanken weitergebracht?

....

....

....

....

....

Was hättest du in diesen Momenten gebraucht?
Was hätte dir geholfen?

....

....

....

....

....

Wie würdest du gerne in solchen Situationen reagieren?

....

....

....

....

Wie darf dein Leben in Zukunft aussehen?

....

....

....

....

....

Nachdem du dich mit diesen Fragen beschäftigt hast, möchte ich dich gerne zu einer weiteren Übung ermuntern.

Notiere hier und jetzt einmal, welche Momente, Ereignisse, Situationen dich stolz gemacht haben.

Wann und wo warst du stolz auf dich. Und hier ganz wichtig, diese Zeilen sind für dich. Bitte hole jetzt alles aus dir heraus. Jeden einzelnen Augenblick. Schreibe alles auf, was dir einfällt. Wenn du beim Schreiben ein Lächeln im Gesicht hast, dann bist du auf dem richtigen Weg.

Ich bin stolz

....

....

....

....

Nicht zu vergessen deine täglichen Sätze, in denen du dankbar und zugleich stolz bist, wie im Kapitel: Tag B = Beweise dir, dass es geht

Tag 0

Du bist kein **O**pfer

Wenn wir in unseren Gedanken gefangen sind, in unseren immer wiederkehrenden Gedanken um das Thema Essen, dann ist es nicht selten, dass wir uns hilflos und als Opfer fühlen. Wir sind das Opfer unserer Gedanken, unserer Gefühle und das Opfer von alldem, warum wir den Kreislauf nicht durchbrechen können.

Doch stimmt das wirklich?

Wenn du dich als Opfer siehst, dann bist du genau das: hilflos. Ein Opfer hat eher selten die Kraft, die Energie und die Courage, etwas zu verändern. Daher macht es überhaupt keinen Sinn, sich selbst zu bemitleiden oder sich als Opfer von irgendwem oder irgendetwas zu sehen.

Auf der anderen Seite würde sich natürlich dann auch die Frage stellen, von wem bist du das Opfer? Wer ist der Täter? Du selbst? Bist du Täter und Opfer zugleich, denn schließlich tust du dir dies alles an.

An dieser Stelle möchte ich noch etwas weiter ausholen. Wenn wir wollen, finden wir immer etwas, eine Person, eine Situation oder ein Ereignis in unserem Leben, dem wir die Schuld für all das geben können. Doch hilft dir das weiter? Nein! Was dir dagegen weiterhilft ist, demjenigen und der Situation zu vergeben und deine Energie auf dein Ziel zu richten. Somit lass all den Groll, den du vielleicht in dir trägst, hinter dir und richte deinen Blick auf dein Leben und auf dein Herz.

Das reinigende Feuer

Eine sehr schöne Übung, um etwas abzuschließen, etwas loszulassen und sich nach vorne zu richten, ist all das aufzuschreiben, was dich bedrückt, was dir unter deinen Nägeln brennt und was du schon immer loswerden wolltest. Wenn du all dies aufgeschrieben hast, dann machst du mit deinem Geschriebenen ein schönes Feuer. Bevor du alles verbrennst, kannst du noch einmal in dich gehen, deine Gedanken sammeln und ein paar Minuten warten, bis du bereit bist. Wenn du so weit bist, zündest du alles entweder einfach so an oder du wirfst es in ein richtiges Feuer (Feuerschale, Kamin oder dergleichen). Dann siehst du in die Flammen und nimmst Abschied von diesen Gedanken, von dieser negativen Energie und von alldem, was dich hindert, nach vorne zu blicken.

Das reinigende Wasser

Nachdem du zugesehen hast, wie sich die Flammen um dein Opfertum gekümmert haben, darfst du dir noch etwas Gutes gönnen. Damit auch von dir alles weicht, empfehle ich dir, ein superschönes Bad oder eine genüssliche Dusche zu nehmen. Wasch dich rein und genieße dieses neue saubere Gefühl. Tauche ein in deine Zukunft und lass die Schichten, die nun nicht mehr zu dir passen, mit dem Wasser von dir gehen. Öffne gerne die Arme und strecke sie weit nach oben aus, um all das Neue in Empfang zu nehmen. Mach all das, was dir in den Sinn kommt und dir dabei hilft, dich wie neu geboren zu fühlen.

Gönne dir anschließend auch eine Portion Körperpflege. Mach all dies, was dich so richtig wohlfühlen lässt in deiner Haut.

Der Duft des Öles

An dieser Stelle möchte ich dir gerne einen kurzen Einblick in die tiefgreifende Welt der ätherischen Öle aufzeigen. Ätherische Öle können, wenn sie eine entsprechende Qualität aufweisen, uns dabei unterstützen, Dinge loszulassen und unseren Geist wieder auf uns auszurichten.
Es gibt viele verschiedene Produkte am Markt, ich selbst habe mich für die Marke *Young Living* entschieden. In diesem konkreten Fall kann ich dir die Ölmischung *Release* (Loslassen) empfehlen. Sie unterstützt dich, Dinge und alte Muster loszulassen und dein Entwicklungsprozess kann so noch einfacher vonstattengehen. Wenn du mehr erfahren möchtest, dann halte im Internet nach diesem Öl Ausschau.

Abschließend und abrundend, halte dir immer vor Augen, du bist so viel mehr, als du jetzt sehen kannst. Das ist ein Fakt, der uns alle gleichermaßen betrifft. Wir können uns kleinmachen, kleinreden und uns selbst mit unseren Gedanken im Wege stehen, doch das ist nicht die Wahrheit und auch nicht die Realität. Die Wahrheit und die Realität ist, dass du ein bezauberndes Wesen bist und sich für mich nur die Frage stellt, wann genau du damit beginnst, uns dein Potenzial zu zeigen.
Wann beginnst du damit, dich wirklich ernst zu nehmen, deiner inneren Stimme zu lauschen und dich auf deine

Reise zu deinem Lebenswerk zu machen?
Keine Masse dieser Welt, kein Trend, kein „das macht man so oder so, das war schon immer so", kein Korsett gehört wirklich in dein Leben, denn nur du weißt, was du zu tun hast und was nicht.
Vielmehr ist es an der Zeit, ein wahrer Anführer deines Lebens zu werden, zu sein und dein Zepter immer schön hochzuhalten. Denn am Ende deines Lebens interessiert es niemanden, ob du wegen xy oder z dein Leben nicht gelebt hast. Somit beginne heute, hier und jetzt damit, umso besser wird deine Zeit auf dieser Erde sein.

Dabei wünsche ich dir viel Spaß!

Tag P

Mach mal **P**ause

Wie geht es dir?
Wie empfindest du diese Reise? Fordert sie dich hier und dort heraus? Musst du eine Pause einlegen, denn du merkst schon, wie deine Zellen anfangen sich neu auszurichten und sich neu zu programmieren? Das kostet Energie, viel mehr, als du vielleicht spürst, denn vieles in deinem Körper wird gerade renoviert und komplett überarbeitet. Jetzt heißt es, jahrelange und täglich benutzte Gedanken neu zu stricken und komplett neue Wege einzurichten, die dein Körper dann in Zukunft gehen kann.
Daher ist dieses „Pause machen" wirklich sehr wichtig. Warum es noch wichtig ist, ist der Punkt, dass du die Worte hier wirklich bei dir ankommen lassen musst. Wenn du sie nur liest, dann bleiben sie an der Oberfläche und du wirst sehen, dort schwimmen sie wie Fett auf dem Wasser.
Immer schön oben, schwimmt alles hin und her, jedoch dringt nichts wirklich tief ein. Und somit verändert sich auch nichts und es finden schon gar keine tiefgreifenden Veränderungen statt. Doch genau die brauchst du, wenn du dich und dein Leben auf die andere Seite stellen willst. Auf die Seite, die ein geniales Leben für dich bereithält.
Daher nimm dir Zeit, wertvolle Zeit, die es braucht, um dich zu verändern! Wenn du dir diese Zeit nicht oder nur halbherzig nimmst, dann kann es gut sein, dass du sie dir später doppelt und dreifach nehmen darfst, da die Veränderung nicht tiefgreifend genug war.
Daher machst du nun eine Pause! Lege das Buch beiseite und lass mindestens einen Tag vergehen. Wenn du fühlst, dass sich alles in dir schon sehr lebendig verändert, dann mach auch ruhig eine Woche Pause. Lass deine Gedanken

sich weiten und öffnen und vertraue darauf, dass dein Körper nun für dich arbeitet.
Nimm dir dann auch Zeit für dich und verwöhne dich und deinen Körper. Ein Wellnesstag, ein langer Spaziergang oder alles, was dir, was euch guttut, darf nun an erster Stelle stehen.
Ich wünsche dir viel Freude dabei und natürlich wünsche ich dir eine wunderbare Pausenzeit.

Tag Q

Quatsch, Freude, Spaß und Spiel

Was wäre dein Leben ohne Freude und Spaß? Sehr wahrscheinlich wäre es echt fad und daher gibt es dieses Kapitel. Es macht keinen Sinn, sein Leben zu gestalten, sein Leben zu verändern, wenn du es nicht mit Freude machst. Dafür ist deine Zeit auf Erden einfach zu kurz und das Leben zu kostbar. Also ist dies hier wohl das wichtigste Kapitel! Ich wünsche dir von ganzem Herzen, dass dir dein Leben Freude und Spaß bereitet. Dass du lachen kannst, dass du dich selbst lustig findest und dass dir alles hier Spaß bereitet. Wenn dir ein Kapitel also keine Freude macht, dann ist es für dich wichtig, dass du es dir so gestaltest, dass es dir Spaß macht. Du wirst nicht am Ziel ankommen, du wirst deine Essstörung nicht loswerden, wenn dir das hier alles keinen Spaß bereitet. Warum nicht? Weil es nicht geht! Es funktioniert nicht! Dein Essverhalten ist, wenn es nicht normal ist, geprägt von unerfreulichen Gedanken, von destruktiven Handlungen und Dingen, die dich, tief in deinem Herzen, nicht glücklich machen. Daher musst du ein Gegenstück, einen Gegenpart in dein Leben holen und das ist genau das, die Freude und der Spaß. Wenn du lachst, wenn du strahlst und einfach glücklich und in der Freude bist, dann kannst du dir nicht oder nur viel weniger Schaden zufügen. Versuche es, lächle, hab Spaß und dann überprüfe, welche Gedanken dir durch den Kopf gehen. Es sind positive Gedanken, Gedanken, die dich erfreuen, die dein Leben bereichern und die dir guttun.

Daher widmen wir uns nun den Dingen, die dir Freude bereiten. Notiere sie bitte hier einmal.

Was machst du richtig gern?

....

....

....

....

....

....

....

....

Wenn z. B. auf dieser Liste steht, tanzen und Musik hören, dann los. Hau dir deine Lieblingsmusik auf die Ohren und tanz dazu so richtig ab. Egal wo, ob draußen in der Natur, vor dem Spiegel oder einfach während du durch deine Wohnung fegst.
Wann immer du merkst, dass deine Gedanken sich zum Negativen verändern, dann handle schnell, nutze die Kraft der Musik und lass dich von ihr mitreißen.

Ein weiterer wichtiger Punkt ist deine Kreativität. Auch wenn du glaubst, dass du nicht singen, nicht zeichnen und nicht was auch immer kannst, ist dieser Punkt dennoch wichtig. Deine Kreativität verbindet sich mit deiner Seele, mit deinem Herzen und mit dir selbst und das genau so, wie du gedacht bist. Wir können in kreativen Prozessen abschalten, entspannen und haben einfach Spaß. Wenn du die Kreativität richtig verwendest, dann ist sie komplett ohne Bewertung, ohne Perfektionismus und ohne Muss und Soll. Deine Kreativität bist einfach nur du. Und hey, hab Spaß und lass alles raus, was in dir steckt und rausmöchte.

Zeichne, schreibe, singe und tanze, was das Zeug hält. Und mach das so oft und so intensiv, wie es nur geht.

Meine Kreativität hat mich hierhergebracht, zum Schreiben und hier beim Schreiben entsteht etwas Großes, etwas was noch vielen Menschen sehr viel Freude bereiten wird. Wer weiß, wohin dich deine Kreativität bringt! Viel Spaß dabei.

Tag R

Respekt vor dir selbst

Wie schon in meinem Abnehmbuch möchte ich auch hier das Wort von zwei Seiten beleuchten.
Zum einen, Respekt, weil du dich deinen Herausforderungen stellst! Respekt, weil du diese Zeilen hier liest, die Fragen beantwortest und dir mit Sicherheit Gedanken über all das machst. Das verdient meinen tiefsten Respekt!
Du weißt, es gibt Menschen, die wissen genau wie du, dass sie etwas verändern sollten, doch sie tun es nicht und sie setzen sich auch nicht mit sich auseinander. Daher ist es ganz klar, du bist schon einen Schritt weitergegangen und suchst nach Lösungen, nach einem Weg, denn auch du gehen kannst, um dein Leben leichter zu gestalten und mehr in dir zu ruhen. Mehr in deiner inneren Mitte zu sein.
Daher RESPEKT!
Erkenne dich bitte hierfür einmal richtig intensiv an und klopfe dir innig auf deine Schulter. Nimm dich bitte auch in deinen Arm und bedanke dich bei dir selbst, es ist nämlich nicht selbstverständlich.
An dieser Stelle können wir uns gleich der zweiten Bedeutung widmen, und zwar dem respektvollen Umgang mit dir selbst und das dauerhaft.
Einmal kurz die Seele gestreichelt, ist zwar schön, doch noch viel wichtiger ist es, dauerhaft respektvoll mit dir umzugehen. Schließlich widmen wir uns hier dem Thema "Essstörungen", vielleicht hattest du schon etwas den Fokus darauf verloren, und da ist ein dauerhafter respektvoller Umgang mit dir selbst sehr, sehr wichtig. Der respektvolle Umgang mit deinem Körper steht ganz oben auf der täglichen To-do-Liste. Deine wunderbare Hülle, samt ihrem einzigartigen Inhalt, also dein Körper, ist alles was du hast, alles was wir

brauchen, um überhaupt leben, wirken und lieben zu können. Wenn unser Körper streikt, weil er einfach nicht mehr kann oder nicht mehr will, dann wissen wir, wie viel unser Körper tagein, tagaus für uns leistet.
Er ist immer, wirklich immer für uns da und er steht uns zu 100 % zur Verfügung und daher gibt es nichts anderes als einen respektvollen Umgang mit deinem Körper.
Wenn wir uns diesen Respekt nicht gönnen, können wir anderen Menschen das auch oft nicht gönnen und das ist der Beginn von vielen unschönen Gedanken, aus denen am Ende Taten werden können, die dann genauso unschön sind.
Der respektvolle Umgang ist so wichtig. Nicht nur für dich und deinen Körper, auch für uns alle, die dich umgeben. Hegst du liebevolle Gedanken für dich selbst, so fällt es dir leichter, auch anderen Menschen schöne und aufbauende Gedanken zukommen zu lassen. Du siehst, schon wenn du dieses Buch liest, hat sich dadurch dein Leben positiv verändert, weil du den ersten Schritt gemacht hast. Durch deine Bereitschaft wird sich Schritt für Schritt in deinem Umfeld und später auch auf der Welt etwas verändern, denn wir sind alle miteinander verbunden und nur wenn wir uns entscheiden, etwas verändern zu wollen, werden wir es auch tun. Anders geht es nicht und anders hat es auch keine Substanz. Daher Respekt!

P.S.
Lieber Leser,
Liebe Leserin,

fühlst du dich in diesem Buch verstanden?
Fühlst du dich richtig gesehen?

Ich hoffe ja, ich hoffe und wünsche mir, ich konnte und ich kann dich auch weiterhin dort abholen, wo du gerade stehst und dir dank meines Herzens eine Sichtweise auf all dies zeigen, die dich bewegt und dein inneres Licht wieder zum Leuchten bringt.

Tag S

Stress brauchst du nicht

Bewusst oder unbewusst, schreibe ich dir diese Zeilen an einem Tag, der doch sehr stressfrei war. Ich gebe es zu, ich zähle eher zu den Workaholics, denn ich arbeite gern und auch gerne viel. Es gibt einfach so viele Dinge, die man im Leben tun kann und dafür ist die Zeit eigentlich zu kurz. Dennoch wirst du unter Stress nicht wirklich weit kommen, außer wenn du "Glück" hast ins Burn-out. Mit Sicherheit kennst du jemanden, den dieser Zustand schon einmal einen Besuch abgestattet hat.

An dieser Stelle sollten wir erst einmal deine Ist-Situation besprechen.

Wo begegnet dir Stress?

....

....

....

Wie gehst du mit Stress um?

....

....

....

....

....

Was ist für dich Stress?

Kannst du Stress etwas Positives abgewinnen?

Wie kannst du die stressigen Situationen in entspannte und weniger stressige Momente verwandeln?

Der Punkt ist, für den einen ist es Stress, für den anderen nicht. Dabei ist wichtig zu beachten, wir alle bekommen Stress und sind ausgebrannt, wenn wir zu viele Dinge tun, die wir im Grunde unseres Herzens nicht tun wollen. Daher boomen auch die vielen Bereiche, wo es darum geht, seine Bestimmung, seine Berufung zu finden und genau das zu tun, wozu man auf dieser Erde ist.
Wenn du deinen Sinn erkannt hast, deiner inneren Stimme folgst, dann lebst du glücklicher und somit zugleich stressfreier. Daher empfiehlt es sich, sich auf den Weg zu machen und sich die Frage zu stellen, wofür bin ich hier?

Was hat das nun mit deiner aktuellen Lebenssituation und mit dem Thema im Buch zu tun?
Sehr viel, denn du bist nicht in deiner inneren Mitte, wenn du unter Stress stehst. Wenn du unter Stress stehst, brauchst du ein Ventil, um den Stress abzubauen. Und nun beobachte einmal, wann genau deine Essanfälle auftauchen. Wie oft lagen davor stressige Tage, stressige Stunden? Wie oft war eine Überforderung oder ein brenzliges Thema der Auslöser dafür, dass eine Situation des "Was auch immer"-Essens gestartet ist?

Damit du Kraft hast, um Dinge verändern zu können, brauchst du Energie. Stress raubt dir aber in den meisten Fällen Kraft und zudem auch Energie. Daher gibt es mehrere Wege, die du gehen kannst. Du kannst z. B. alles so herumdrehen, dass dir deine Tätigkeiten wieder Freude bereiten und sie dir somit Energie bringen. Wenn du Energie hast, kannst du Projekte umsetzen, kannst Pläne machen und ein Ziel ins Auge fassen, welches du dann auch erreichst. So wie hier. Wenn du dein Leben genialer gestalten möchtest, frei von jeglichen Zwängen, frei von jeglichem "Ich bin nicht ganz normal", mein Verhalten ist nicht normal, brauchst du Energie und eben genau das nicht – Stress.

Was gibt es noch zu diesem Thema zu schreiben?

Es ist natürlich so, dass du nicht immer entscheiden kannst, wie stressig dein Tag ist. Wir leben alle zusammen und nicht jeder möchte sich dem Thema Stress widmen. Doch du kannst dich entscheiden. Du selbst kannst dir den Tag so angenehm wie möglich gestalten und alle destruktiven Gedanken bitten, einfach weiterzuziehen. Du kannst aktiv werden und dir einen Ausgleich suchen, der dich wieder mit dir und deinem Herzen verbindet, sodass sich der Stress abbauen kann.
An dieser Stelle möchte ich dir noch drei kleine Sätze mit auf den Weg geben, drei kleine Sätze, die mich seit meinem Studium begleiten.
Dort stellte mir ein Professor die Denkweise vor von:

1. Love it
2. Leave it or
3. Change it.

Entweder liebe es, lerne es zu lieben, verlasse es oder ändere es/dich so, dass du es lieben kannst.
Du siehst, auch hier geht es darum, dass du dich und dein Leben liebst. Diese drei kleinen Sätze, die du dir immer wieder aufsagen kannst, können dir dabei eine sehr große Stütze sein.

Tag T

Finde **T**rost in dir

Ist das hier hart und auch echt hin und wieder schwer? Ja, es ist hart und vielleicht auch schwer. Ich versuche zwar, es dir so schmackhaft wie möglich zu machen, doch es steckt viel Stoff in all dem drin. Besonders wenn du in die Umsetzung gehst, die jede einzelne Zelle deines Körpers mit anspricht und mit verändert.
Daher, wann immer du dich nicht so fühlst, wie du es gerne hättest, denke an mich, die dir diese Zeilen hier schreibt. Verbinde dich mit mir, mit dem Buch. Vor allem mit dem Spirit dieses Buches. Verbinde dich mit ihm und wisse, dass dieser auch noch weit über diese Zeilen hinaus wirkt. Auch wenn wir uns nicht direkt in die Augen schauen können und ich dir keine trostspendenden Worte sagen kann, kannst du darauf vertrauen, dass ich im Geiste für dich da bin, dich unterstütze und es höchst anerken-nenswert finde, was du alles machst. Stell dir gerne vor, wie meine geistigen Arme dich umschließen und dir Halt geben, wann immer du ihn brauchst. Ich bin da für dich, auch wenn du mich nicht sehen kannst. Es gibt mehrere Wege, wie wir uns verbinden können. Ich selbst bediene mich verschiedener Varianten, denn alles ist möglich und machbar, wir müssen es uns nur vorstellen können. Somit stell dir vor, dass ich da bin und ich bin es. Parallel dazu spende dir bitte ebenso selbst Trost. Wie kannst du das machen? Ganz einfach. Sage dir positive, dich stärkende Sätze immer und immer wieder vor. So wie ich es bereits im Kapitel „Tag J = Jeden Tag aufs Neue" beschrieben habe. Ich gehe auch noch im Kapitel „Tag W = Warten auf eine dauerhafte Veränderung" darauf ein.

Mag sein, dass wir manchmal das Gefühl haben, wir sind ganz allein, keiner versteht uns richtig und sowieso ist niemand wirklich für uns da.
Ja, manchmal können wir wirklich das Gefühl haben und dann ist es besonders wichtig, dass du für dich da bist. Denn du bist alles, was es braucht!

Welche Sätze möchtest du in genau diesen Momenten hören? Schreibe sie gleich mal auf.

....

....

....

....

....

....

Was spendet dir in diesen Momenten noch Trost?

....

....

....

....

....

....

Warum uns solche Momente immer so viel anhaben können? Weil wir nicht gut oder meist sogar überhaupt nicht auf sie vorbereitet sind. Wir wissen zwar, dass es sie gibt, doch was machen wir? Nichts. Oft geben wir uns einfach unseren Gedanken hin und lassen los. So bleiben wir, wo wir sind. Wenn du aber einen Plan hast, was du tun kannst, wenn es dir nicht gut geht, wenn du Trost brauchst, dann brauchst du nur den Plan in die Tat umzusetzen, dir deine eigenen Sätze vorzulesen und dich von mir gedanklich in den Arm nehmen zu lassen und schon kann sich alles ins Positive verwandeln!

Daher mach dir einen Plan und spule ihn ab, wenn du ihn brauchst.
Dann ist es nur noch wichtig, dich aufmerksam zu beobachten, damit du weißt, wann du deinen Plan in Anspruch nehmen sollst.
Also bleib achtsam und beobachte dich stets aufs Neue. Frag dich, was brauchst du? Was kannst du dir Gutes tun? Wie kannst du Spaß haben? Wie kann es so richtig genial und lustig werden? Und dann tu es einfach, damit es das auch werden kann! Damit es das auch wird!

Tag U

Unstimmigkeiten

Kennst du das? Erst sagt eine Stimme in dir ja, dann sagt eine zweite nein, dann doch wieder ja, gefolgt von nein, bloß nicht. Nicht zu vergessen die spaßigen Stimmen, die dir das Essen schmackhaft oder madig machen wollen. Diese melden sich dann mit den Worten, ach hab dich nicht so, ist doch nur das eine Mal, nein, du versaust dir dadurch wieder jeglichen Schnitt (welchen Schnitt auch immer) usw. usw. Das kann sich den ganzen lieben langen Tag hinziehen. Das ist nervig und so richtig bescheiden. Was sollst du tun, was ist das "Richtige", wer hat recht und wer nicht, was tut dir wirklich gut und was tut dir eben überhaupt nicht gut? Die einzige Stimme, auf die du hören solltest, ist deine eigene Stimme! Also die Stimme, die von deinem Herzen kommt. Dein Verstand ist auch ein wichtiger Bestandteil deiner selbst, doch unser Verstand hat oft seine ganz eigenen Regeln, die nicht immer zu unserem besten Wohl sind. Dein Verstand hat ein bestimmtes, oft auch begrenztes, Wissen und aus diesem heraus handelt er. Dein Verstand agiert aus der Vergangenheit heraus, doch was wir hier neu in dein Leben integrieren, ist deine Zukunft. Die kennt dein Verstand noch nicht, ist ja klar, und daher ist er nicht selten unsicher, ängstlich und will dich lieber in seiner alten Sicherheit behalten. Das ist aus seiner Sicht ja richtig und auch hier und dort gut gemeint, nur bringt es dich selten in einen besseren Zustand, als du ihn heute hast.
Daher schick deinen Verstand gerne in den Urlaub und lass dich auf dieses Abenteuer hier ein. So kann sich dein Verstand auch mal etwas erholen und du bedankst dich zugleich bei ihm für seinen erbrachten Dienst. Schließlich gönnst du ihm eine Pause und schenkst ihm sogar einen Urlaub.

Wie kannst du nun deiner inneren Stimme dein Vertrauen schenken, wenn du es nicht sowieso intuitiv schon machst. Natürlich mit meinem Allrounder-Tipp „Hand aufs Herz". Dein Herz weiß einfach, was du brauchst. Atme dazu einfach noch ein paarmal tief ein und aus, komm bei dir an, komm in deine innere Mitte und fühl in dich hinein, sortiere deine Gedanken und dann entscheide dich.

Du siehst, meine Tipps sind nicht unendlich viele, denn das braucht es auch nicht. Es braucht im Grunde genommen nur eine wunderbare Körper-Herz-Verbindung und schon versüßt du dir und deinem Körper das Leben ungemein und machst es dir viel leichter, als du dir heute vielleicht vorstellen kannst.

Tag V

Vertrauen in dich selbst!

Mit dem Vertrauen verhält es sich auch ganz einfach, denn ja, du darfst dir und deinem Körper vertrauen. Du darfst ihm vertrauen, dass er dich unterstützt, dass er dir hilft, so gut er kann, dass er für dich da ist und dass er dich bis an dein Ziel begleitet. Ich weiß nicht, zu wie viel Prozent du deinem Körper schon vertraust, doch wenn es noch nicht zu 100 % ist, dann fühl dich einmal in den Gedanken hinein, was wäre, wenn du deinem Körper zu 100 % vertraust. Egal was kommt, du vertraust deinem Körper zu 100 %.

Das ist übrigens auch eine schöne Affirmation:
„Ich vertraue mir und meinem Körper zu 100 %."

Im Grunde genommen hast du gar keine andere Wahl, denn wenn du ein geniales und leichtes Leben haben möchtest, dann heißt es fallen lassen und vertrauen. Das ist wie in der Liebe. Wenn du eine erfüllte und angenehme Beziehung haben möchtest, dann musst du loslassen und vertrauen. Da es hier ja um deine Liebesbeziehung zu deinem Körper geht, sind die Spielregeln genau dieselben.

Ich weiß, das ist viel verlangt, zumal es ja bei dem Essverhalten oft um die absolute Kontrolle geht, darum alles in der Hand zu haben, doch das Gegenteil ist der Fall. Wir haben es eben nicht in der Hand und wir werden es auch nie in der Hand haben. Auch wenn unser Körper den Anschein erweckt, dass er sich uns beugt, sind wir doch der Verlierer, denn du kannst deinen Körper nicht in Regeln und Verbote pressen und dabei denken, alles ist gut. Unser Körper ist ein Wunderwerk der Natur und als solches dürfen wir ihn auch behandeln. Das haben dein Körper und du verdient.

Wenn du merkst, dass du gerade überhaupt nicht vertrauen kannst, versuche Folgendes: Öffne deine Hände, strecke deine Arme, mach dich groß und versuche, die ganze Erde wahrzunehmen. Stell dir vor, du umarmst die Erde. Stell dir vor, deine Hände umschließen die Erde und treffen sich auf der anderen Seite der Erdhalbkugel wieder und klatschen in die Hände. Wenn du dich so groß machst, dann lässt du zum einen los und du merkst, wie unendlich du als Mensch sein kannst. Alle Probleme und Herausforderungen, die du denkst zu haben, erscheinen dann sehr klein. Und im Grunde genommen sind sie das auch, im Angesicht der Größe der Erde. Atme dabei tief ein und aus und spüre deinen Körper.
Wie immer im Leben ist es einfach eine Entscheidung. Entscheide dich zu vertrauen und lass los.

Als Affirmation: Ich vertraue und lasse los.

Tag W

Warten auf eine dauerhafte Veränderung

Hallo meine Liebe, hallo mein Lieber, nun nähern wir uns so langsam dem Ende des Buches und zugleich einem meiner "Lieblingsthemen": Das Warten. Kennst du den Satz "warte mal" oder einfach nur "warte"? Ich sage dieses Wort immer mal wieder, so ganz nebenbei und zwischendurch. Warte! Da stellt sich mir die Frage, meinen wir damit oft auch uns selbst? Denn Abwarten und Warten ist nicht die Stärke unserer heutigen Gesellschaft, so behaupte ich mal. Wir wollen die Superpille, die wir uns einwerfen und dann muss alles so sein, wie wir es wollen.
Wie sieht es bei dir aus? Kannst du abwarten? Zumindest die Zeit, die es braucht, um an deinem Ziel anzukommen?
Nur das Gemeine ist, wir wissen nicht, wie lange es dauert, bis wir an unserem Ziel ankommen. Würden wir es wissen, wäre es wahrscheinlich einfacher. Also dürfen wir uns gemeinsam gedulden und warten. Wieso ist das Warten so wichtig?
Es kommt darauf an, wie lange du dich schon mit dieser Herausforderung beschäftigst. Je nach Dauer ist deine Gedankenautobahn sehr ausgefahren. Deine Gedanken kennen die Strecke sehr gut, denn sie legten tagein, tagaus diese Strecke zurück. Auf dieser Strecke befanden sich Fragen wie, soll ich das jetzt noch essen, darf ich das noch essen, habe ich schon zu viel gegessen, sollte ich mich mehr bewegen, wie kann ich das Essen vermeiden, wie kann ich das Essen in Gesellschaft umgehen usw. usw., je nachdem was es bei dir ist. All diese Gedanken sind tausendmal in deinem Kopf hin und her geflogen.

Ich möchte dich an dieser Stelle nicht einladen sie aufzuschreiben, aber ich möchte dich einladen, einmal all diese Fragen zusammenzurechnen.

Wie viele sind es (ca.)?
10, 15 oder x verschiedene Sätze?

....

....

Wie oft denkst du an diese Sätze?

....

....

....

....

....

Achte bitte mal einen Tag lang darauf, wie oft du diese Gedanken denkst. Mach dir dazu ruhig eine Strichliste. Pack dir einen Zettel und einen Stift ein und mach Striche. Wenn du diese Zahl ermittelt hast, dann multipliziere sie mit 365. Nun multipliziere noch die Anzahl der Jahre dazu, so lange wie du diese Gedanken schon kennst.

.... x 365 = ... x .... Jahre

....

So, nun betrachte einmal diese Zahl.
Was macht sie mit dir?

Notiere bitte nun deine Gedanken.

....

....

....

....

....

....

Was wäre, wenn du diese Gedanken nicht hättest und stattdessen schöne und freudige Gedanken denken würdest. Wie würde sich dein Leben verändern? Wie würdest du dich verändern? Wer wärest du dann?
Was würdest du tun oder sein, wenn diese Gedanken nicht mehr in deinem Kopf hin und her fliegen würden?
Wenn du möchtest, notiere auch dies.

....

....

....

....

....

....

....

Was kannst du nun tun? Du kannst beginnen, deine Gedanken neu auszurichten und du kannst dir eine große Barriere in deinem Kopf denken, die alle unerwünschten Sätze fernhält. Wie kannst du dies machen?
Finde für dich heraus, welcher Satz, welches Wort gut als Barriere funktioniert.
Hier sind ein paar Vorschläge!

1. Stopp – ganz einfach und simpel
2. weiterziehen lassen (hierzu beobachtest du deine Gedanken, als wenn du mit dem Auto daran vorbeifährst)
3. denk dir, der Nächste, bitte – somit schiebst du sie weiter und schaust, welcher Gedanke dann kommt

Als Nächstes kannst du beginnen, dir neue Gedanken in deinem Kopf einzupflanzen. Dazu nimmst du wieder deine Affirmationen zur Hand und sagst sie dir immer und immer wieder laut vor.

Hier sind noch einige Affirmationen, die du verwenden kannst.

1. Ich bin glücklich.
2. Ich bin gelassen.
3. Ich führe ein geniales Leben.

Du kannst dir auch längere Affirmationen basteln, ganze Sätze kannst du dir zusammenschreiben. Achte bitte dabei jedoch immer darauf, dass du sie positiv und so formulierst, als wenn du sie schon erreicht hast.

Und nun sagst du dir diesen Satz oder die Sätze, die dich richtig anmachen, die dich richtig begeistern, mind. 10 x hintereinander und das mindestens 3 x am Tag. Wenn es also 5 Sätze sind, dann bedeutet dies, du sagst dir den 1. Satz 10 x laut vor und dann den 2. Satz wieder 10 x und so weiter. Wann immer du dich ertappst, dass dir deine Gedanken abhauen wollen, holst du einen Satz oder am besten alle Sätze heraus und sagst sie dir vor. Das machst du immer und immer wieder. Denn auch wenn unsere Gedankenwelt manchmal etwas komisch und chaotisch ist, können wir doch nur einen Gedanken zur gleichen Zeit denken.
Und wir können entscheiden, welche Gedanken wir denken wollen. Das ist doch eine gute Nachricht.
Nun darfst du das eine ganze Zeit lang machen, denn unser Kopf fängt erst nach ca. 3 Wochen an sich umzuorientieren. Soll heißen, du baust dir deine Gedankenautobahn neu und das dauert etwas. Was gut ist, wenn du deine Autobahn einmal fertig hast, kannst du auch noch nach Jahren deine Sätze herausholen und du kommst in Sekunden wieder in diese Energie. Das ist magisch.
Was kannst du in dieser Zeit machen, während du zeitgleich deine Autobahn baust?
Ja genau, warten. Da unser Leben so gesehen recht kurz ist, gestalte dir die Zeit immer so genial wie möglich. Mach etwas Verrücktes, lebe dein Leben und schiebe nichts auf, sondern lebe jetzt.
Das sind immer tolle Ratschläge, oder? Ja, ich weiß, doch es ist wirklich so. Wann immer ich eine Idee hatte, habe ich sie zeitnah umgesetzt. Warum? So musste ich sie mir nicht

merken und sie nicht auf die Liste: „das mache ich, wenn ..." setzen und somit ist meine Liste recht kurz. Die Liste, was ich alles noch machen möchte in meinem Leben. Das vereinfacht vieles und es lässt dich und dein Leben leicht werden. Wenn du Spaß im Leben hast, wird vieles viel leichter und es geht dir einfacher von der Hand. Daher nimm hier alles mit, hol so viel aus dem Buch für dich heraus wie möglich und mach die paar Übungen so oft du kannst.

Tag X

Se**x**

Ja, auch dieses Buch kommt nicht ohne Sex aus, wieso auch? Ist es doch die schönste Nebenbeschäftigung der Welt. Wie stehst du zu diesem Thema? Wie sieht es aus mit deiner Sexualität? Wie fühlst du dich, wenn du einen anderen Körper in deine Intimwelt eintauchen lässt? Wie sicher fühlst du dich in deiner Haut?
Sei mal ehrlich! Schließ bitte kurz die Augen und frage deinen Körper, wie es ihm geht. Wie fühlt es sich an?
Bist du entspannt und kannst dich fallen lassen? Wenn ja, dann super! Dann kannst du gerne das Thema überspringen. Wenn nicht, dann ist es an der Zeit, dich erst einmal in dich selbst zu verlieben. Ja, du darfst dich liebhaben und das so richtig. Wenn wir uns lieben, wenn wir sozusagen auf uns stehen und zugleich auch zu uns stehen, dann ist die schönste Sache der Welt noch viel schöner. Warum? Du betrittst dann eine neue Ebene. Du versteckst dich nicht mehr oder einen Teil deines Körpers, du verkaufst dich nicht mehr bis zu einem gewissen Anteil beim Sex und du siehst Sex auch nicht mehr als Mittel zum Zweck, für was auch immer. Jeder Körperkontakt wird dann zu etwas, was ebenso aus deinem Herzen, aus deiner Seele heraus stattfindet und dieser Zustand ist sehr genial.
Ich lade dich daher ein, diesen Zustand in dein Leben zu holen, weil du, dein Körper und dein Leben es wert sind.
Sollte es in deinem Leben so gewesen sein, dass du rund um das Thema Sex Erfahrungen gemacht hast, die du gerne löschen würdest, dann versuche dich bitte erst mit diesem Erlebnis zu versöhnen. Egal was passiert ist, egal wie es gewesen ist, versuche deinen Frieden damit zu schließen. Warum? Solange du keinen Frieden geschlossen hast,

solange erlaubst du dem Erlebnis sich auf deiner Seele wie ein großer dunkler Fleck aufzuhalten. Das kann dich auf Dauer sogar krank machen und das ist sehr schade. Du bist stärker als das und du kannst deinen Frieden damit schließen. Vertrau dir, lass es los, lass es ziehen und finde deinen Frieden! Du schaffst das!

Tag Y

Part**Y** on

Es gibt etwas zu feiern! Ganz genau genommen gibt es an jedem Tag, den wir erleben dürfen, etwas zu feiern. So auch bei dir. Wann immer du ein Teilziel erreicht hast, wann immer du stolz auf dich bist (also jeden Tag) feier und hab Spaß. Mach dir deine Lieblingsmusik an und tanz los. Was ganz wichtig ist, wir können auch in unserem Herzen feiern. Feiern heißt nicht gleich eine fette Party zu schmeißen, wo man am nächsten Tag nicht mehr genau weiß, wie das Ende verlaufen ist. Feiern kann auch ganz leise sein. Sofern du ein Lächeln auf deinen Lippen trägst, ist es schon eine kleine Feier. Eine Feier für dich und dein Leben.

Oft ertappen wir uns dabei, dass wir ein großes „Nein" auf unserer Stirn tragen. Alles, aber bloß keinen Spaß haben. Und laut deinem Verstand hat das bestimmt auch einen guten Grund, denn es geht ja darum, dass du die Kontrolle über dich und dein Leben behältst. Fühl dich mal kurz in diesen Satz hinein. Fühlt es sich eng und klein an? Wenn ja, dann ist das ein gutes Zeichen, denn diese Enge bedeutet, du bist reif für eine kleine Herzensparty. Dabei darf das Gefühl von Freude in uns selbst entstehen, denn dass wir zum Feiern komische Hilfsmittel brauchen, ist für mich eine Erfindung unserer Gesellschaft. Früher, wenn die Menschen um ihr Lagerfeuer tanzten, herumsprangen und feierten, also ganz früher, gab es auch nichts. Sie haben es verstanden, sich ganz und gar fallen zu lassen und so in einen Zustand der Freude zu gelangen. Ganz ohne Mittelchen, nur durch körpereigene Substanzen. Das ist ja das Großartige. Unser Körper kann alles selbst produzieren, wenn wir ihm das erlauben und uns auf uns selbst einlassen. Daher lass deinen Körper ein paar Glückshormone produzieren und feiert los.

Wann immer du merkst, dein Gedankenkarussell ist nicht mehr zu stoppen, ist es ebenso höchste Zeit für eine Herzensparty. Es kann nämlich durchaus sein, dass du dein Muster auch mit den Affirmationen nicht mehr durchbrechen kannst. Daher stopp sofort alles, was du machst, gib dir die Kopfhörer in die Ohren und mach dir einen Lieblingssong an, der nach einer Party ruft.
Ganz wichtig, wann immer du merkst, es geht in Richtung eines Essanfalles, tu genau das Gleiche. Durchbreche das Muster und fang an zu tanzen. Lass deinen Körper spüren, dass du für ihn da bist, dass du ihm etwas Gutes tun möchtest und zeige ihm dadurch auch ganz klar, dass du dein Verhalten änderst. Wie immer ist es eine Entscheidung. Du kannst dich dafür entscheiden, das Muster zu verändern und einfach zu tanzen!

Tag Z

Zukunft

Das Spannende ist, keiner kennt deine Zukunft. Also kein irdisches Wesen. Was aber noch spannender ist, du kannst alles loslassen, alles hinter dir lassen und dein Leben so gestalten, wie du es möchtest. Daher lade ich dich auf dieser Seite einmal mehr dazu ein, dir deine Zukunft zu malen, zu beschreiben oder sie durch ausgedruckte Bilder zu gestalten.

Wenn du heute den Grundstein legst, dann kann deine Zukunft genau so werden und noch viel genialer.

Damit du leichter merkst, wie weit du schon gekommen bist, lade ich dich immer wieder dazu ein, in diesem Buch zu lesen. Vor allem deine Notizen. Wenn du sie noch einmal liest, wirst du merken, wie sehr sich deine Gedanken schon verändert haben, wie sehr du schon bei dir angekommen bist. Wenn du das Gefühl haben solltest, es hat sich nichts getan, dann vertraue bitte darauf, dass die Veränderung noch kommt, sofern du dich dafür entschieden hast. Lese das Buch einfach noch einmal, vielleicht auch etwas langsamer.

Gib dir die Zeit, die du brauchst!

Meine Zukunft, so schaut sie aus!

Über die Autorin

2015 trat ich meine Reise als Autorin an. Eine Reise und oft auch ein Abenteuer, bei dem ich nicht im Geringsten ahnte, wohin es mich führen wird.

Erst entstand ein Buch. Ganz naiv und einfach so habe ich es veröffentlicht. Dann folgte ein zweites und jetzt sind es über dreizehn Bücher, die ich herausgegeben habe. Und es werden noch mehrere Bücher kommen, denn das Schreiben lässt mich nicht los.

Ich träume davon, dass ich schreiben soll. Eine unsichtbare Hand schiebt mich immer dann nach vorn, wenn ich mal wieder eine Weile nicht geschrieben habe. Diese Hand ermahnt mich sanft, diesen Weg immer weiterzugehen, egal wohin er führen mag.

Daher, wir wissen nie, was das Leben mit uns vorhat, doch wenn wir uns darauf einlassen, dürfen wir oft Spannendes erleben.

Dank meiner Bücher kann ich dich heute auf vielen Ebenen inspirieren, ich kann meine Gedanken mit dir teilen und sie zugleich in die Welt tragen. So kann ich das leben, was mein Herz sich wünscht.

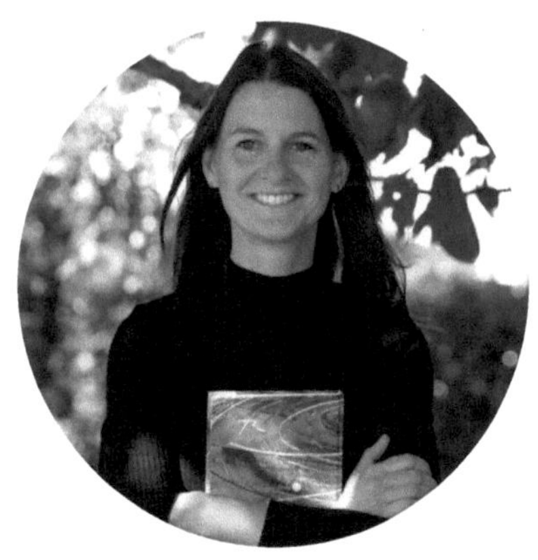

Heute begleiten mich die verschiedensten Menschen auf meinem Weg und du bist jetzt einer davon. Denn durch die Zeilen in meinen Büchern sind wir verbunden. Die Worte sprechen zu dir, so als wenn ich sie dir direkt erzählt hätte.

Egal wo ich lebe und noch leben werde, das Schreiben wird etwas sein, was ich überallhin mitnehme. Es wird mich wohl bis ans Ende meiner Tage begleiten. Und das ist gut so, denn so inspiriere ich Menschen nicht nur zum Lesen, nein, viele Menschen habe ich auch dazu inspirieren können, ihr eigenes Buch zu schreiben. Du musst wissen, sein eigenes Buch zu schreiben, das ist ein ganz besonderer Prozess und zugleich eine sehr schöne Erfahrung.

Daher, wir wissen nie, was das Leben noch alles mit uns vorhat!

For a better life
Bettina Gronow

Buchempfehlungen

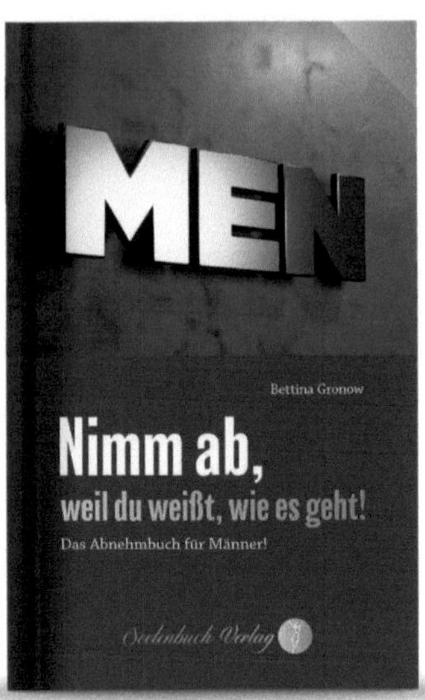

Bettina Gronow

Nimm ab, weil du weißt, wie es geht!

Das Abnehmbuch ohne Regeln und Verbote.

Dieses Buch bringt dich bis an dein Ziel.

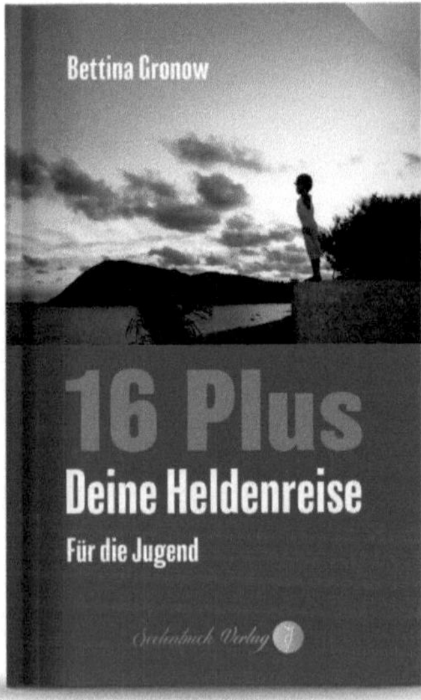

Bettina Gronow

16 Plus Deine Heldenreise

Herzlich willkommen. Dein Leben wartet auf dich.

Deine Heldenreise beginnt jetzt.

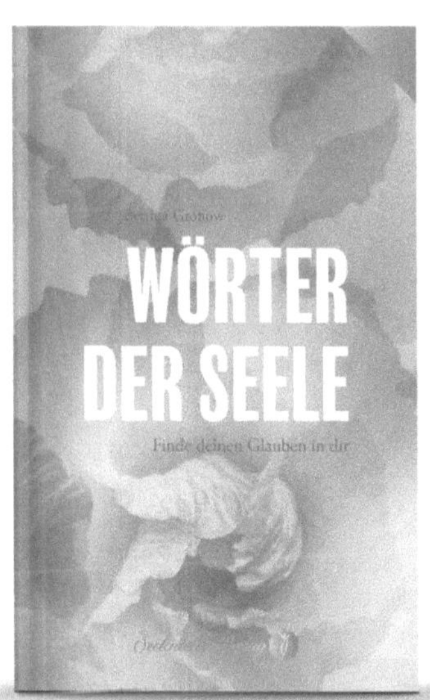

Bettina Gronow

Wörter der Seele

Finde deinen Glauben in dir

101 Gedichte vereint
mit 101 Gebeten.

Dieses Buch vereint
Gedichte und Gebete,
welche uns nachdenklich,
fröhlich und zugleich
hoffnungsvoll stimmen.

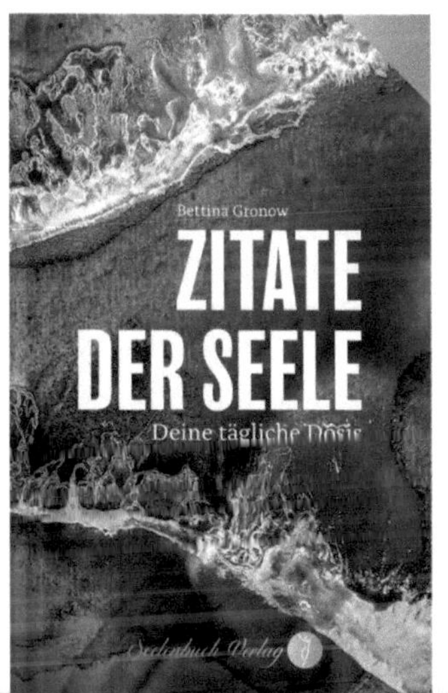

Bettina Gronow

Zitate der Seele

Deine tägliche Dosis

Dieses Buch jeden Tag
ein Zitat für dich bereit,
welches deine Seele
berührt, sie wachküsst,
öffnet und weitet.

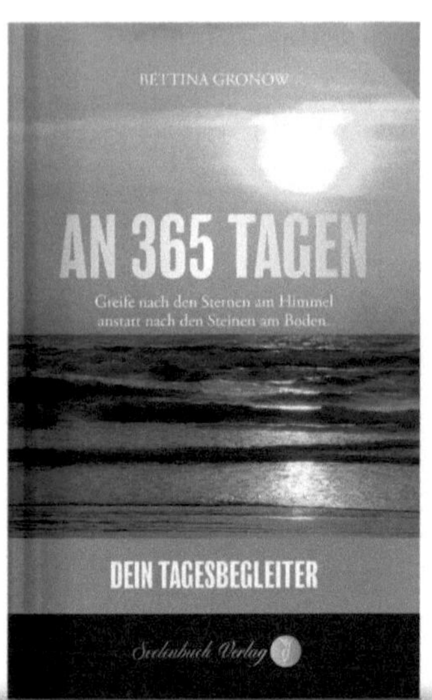

Bettina Gronow

AN 365 TAGEN

Dein Tagesbegleiter in deutsch.

Greife nach den Sternen am Himmel anstatt nach den Steinen am Boden.

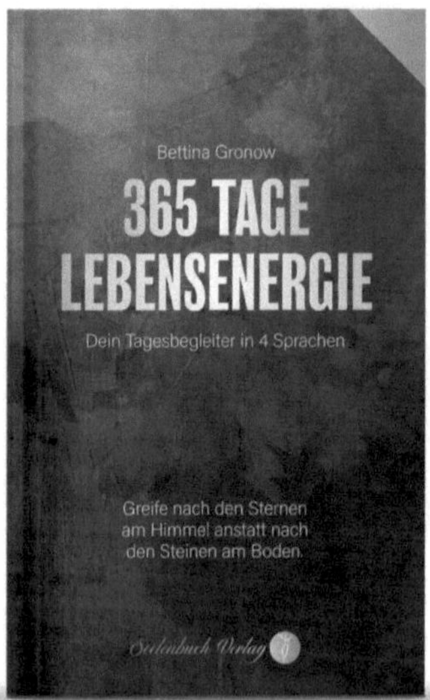

Bettina Gronow

365 TAGE LEBENSENERGIE

Dein Tagesbegleiter in 4 Sprachen.

Greife nach den Sternen am Himmel anstatt nach den Steinen am Boden.

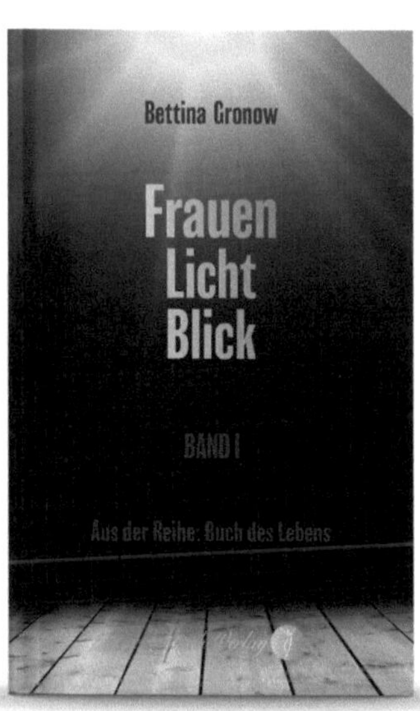

Bettina Gronow

FrauenLichtBlick

Ein Buch mit vielen Lichtblicken direkt aus dem Leben.

Vielseitig, abwechslungsreich, schnörkellos.

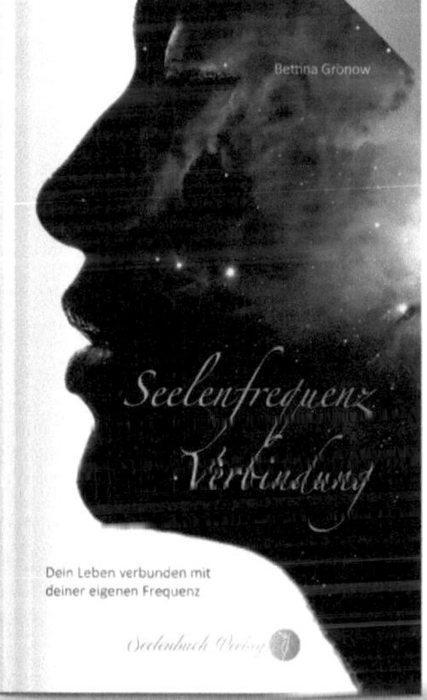

Bettina Gronow

Seelenfrequenz Verbindung

Dein Leben verbunden mit deiner eigenen Frequenz.

Ich zeige dir in diesem Buch, wie du dich mit deiner Seelenfrequenz verbinden kannst.